DU

TRAITEMENT DERMATOLOGIQUE

DE L'ÉPITHÉLIOME CUTANÉ

DE L'ANGLE INTERNE DE L'ŒIL

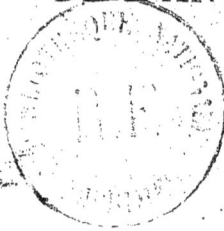

PAR

Jacques NICOLAS

DOCTEUR EN MÉDECINE

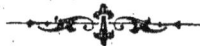

MONTPELLIER

IMPRIMERIE G. FIRMIN, MONTANE et SICARDI

Rue Ferdinand-Fabre et quai du Verdanson

—

1904

T⁶⁹
58

DU

TRAITEMENT DERMATOLOGIQUE

DE L'ÉPITHÉLIOME CUTANÉ

DE L'ANGLE INTERNE DE L'ŒIL

PAR

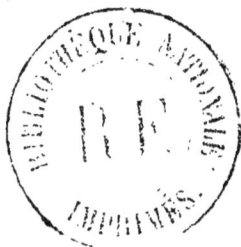

Jacques NICOLAS

DOCTEUR EN MÉDECINE

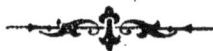

MONTPELLIER

IMPRIMERIE G. FIRMIN, MONTANE ET SICARDI

Rue Ferdinand-Fabre et quai du Verdanson

—

1904

AVANT-PROPOS

Durant notre séjour à la clinique ophtalmologique, notre attention fut attirée par M. le professeur H. Truc sur certains cas, un peu spéciaux, d'épithélioma de l'angle interne de l'œil.

Les lésions affectaient une marche serpigineuse, qui semblait vouloir respecter la muqueuse ; l'âge de ces malades était peu avancé ; enfin, le traitement employé était surtout médical : bleu de méthylène, ignipuncture et radiothérapie.

La question nous parut mériter d'être étudiée de plus près et nous l'avons choisie pour en faire l'objet de notre thèse. Elle est, du reste, toute d'actualité depuis que la radiothérapie a fait éclore des espérances, de plus en plus proches de la réalisation au fur et à mesure que se précise mieux la technique de cette méthode nouvelle.

Un autre motif, d'ordre personnel celui-là, ajoutait pour nous à l'attrait de ce travail : il s'agissait d'une question de dermatologie, science à laquelle nous voulons consacrer tout notre temps, tous nos efforts.

Nos observations sont trop peu nombreuses, notre expérience clinique trop restreinte, pour que nous puissions apporter la solution complète de cette question. Notre prétention, beaucoup plus modeste, désire simplement attirer l'attention sur les quelques points qui nous ont paru un peu négligés ou regardés, à tort peut-être, comme accessoires.

Au cours de cette étude, les précieux conseils de notre excellent maître, M. le professeur Truc, ne nous ont point fait défaut. Il nous a de plus, fait le grand honneur d'accepter la présidence de notre thèse, nous donnant ainsi une nouvelle preuve de la sollicitude et de la sympathie qu'il nous a toujours témoignées. Nous sommes heureux de pouvoir l'en remercier aujourd'hui et de le prier d'agréer l'hommage de notre sincère et profonde reconnaissance.

Nous n'oublierons jamais les trop courtes années passées dans les divers services hospitaliers de Marseille ; que ces Maîtres, dont nous avons eu l'honneur d'être l'externe, veuillent bien croire qu'il nous souvient. A nos premiers maîtres de l'Ecole de Marseille, à nos maîtres si bienveillants de cette Faculté nous adressons l'expression de notre bien vive gratitude. M. le docteur L. Perrin, professeur de dermatologie à l'Ecole de Marseille, a été pour nous si souvent aimable et obligeant que nous nous en voudrions de ne pas lui adresser, ici, nos bien vifs remerciements.

M. le professeur Vialleton a bien voulu faire l'examen histologique de notre neuvième observation ; sa bienveillante sympathie et la grande bonté avec laquelle il nous a accueilli resteront pour nous de bien précieux souvenirs.

M. le professeur Imbert nous a initié, dans son service de l'Hôpital Suburbain, aux difficultés de la radiothérapie : il nous excusera de le remercier si mal de son empressement et de son amabilité.

TRAITEMENT DERMATOLOGIQUE

DE L'ÉPITHÉLIOME CUTANÉ

DE L'ANGLE INTERNE DE L'ŒIL

PREMIÈRE PARTIE

GÉNÉRALITÉS

La peau de l'angle interne de l'œil ne se distingue que par son extrême délicatesse et nous offrira, par conséquent, la structure normale du tégument externe.

Une question se pose d'abord : c'est celle de la diversité des épithéliomas, qui a donné lieu à de nombreuses classifications.

Les unes sont basées sur les rapports des cellules et des masses cellulaires avec le stroma, dans lequel elles sont plongées, tandis que les autres ont pour point de départ les éléments divers aux dépens desquels peuvent prendre naissance les épithéliomas, ou encore les types cliniques constitués par les différences d'évolutions.

On a cru longtemps que le point de départ pouvait influer sur la bénignité ou la malignité, sur la rapidité ou la lenteur de la marche. On sait aujourd'hui qu'il n'en est rien et que le même type adulte peut aussi bien naître

d'une glande sébacée ou sudoripare que des papilles der-
miques ou de l'épiderme lui-même. C'est ce que Darier
définit bien lorsqu'il qualifie les épithéliomes « des tumeurs résultant d'une prolifération des tissus épithéliaux
de la peau, c'est-à-dire des éléments de l'épiderme, des
glandes et des follicules pileux. »

Ce qu'il importe de ne pas oublier, c'est que la bénignité paraît être en rapport avec le développement et la
densité du stroma fibreux.

Les formes histologiques présentent donc des aspects
variables : la plus répandue est l'épithéliome pavimenteux
lobulé, qui présente à considérer des lobules emplis de
cellules ayant conservé la faculté d'évoluer épidermique-
ment ; leur réunion en couches semblables aux squames
d'un oignon constitue le globe épidermique, toujours
privé de vaisseaux. Les cellules du centre sont cornées et
aplaties, tandis qu'elles arrivent à être complètement
cylindriques à la périphérie et à y être verticalement im-
plantées.

La variété perlée, de Ranvier, représente une forme
très bénigne ; analogue à la précédente, elle en diffère par
l'état stationnaire de l'évolution épidermique.

D'autres fois, le néoplasme est dit pavimenteux tubulé :
c'est le polyadénome de Broca, ainsi appelé parce qu'il
naît presque toujours aux dépens des glandes sudoripares.
Schématiquement on trouve dans un stroma fibreux —
susceptible de dégénérescence muqueuse — des cylindres
anastomosés entre eux, remplis de cellules petites, égales,
à bords dentelés. Elles ne subissent pas l'évolution
épidermique et offrent par cela même une gravité moindre
que les formes précédentes. On comprend, en effet,
qu'après destruction de toutes les glandes de la peau on
voit se produire une cicatrisation centrale : c'est le *rodent*

ulcer qui continuera à détruire les éléments sains de la périphérie.

Il est presque inutile de faire remarquer combien ces deux formes, en se combinant d'abord, en remaniant le stroma ensuite, peuvent créer de variétés d'interprétation difficile.

Lorsqu'il y a évolution cornée des cellules qui recouvrent les papilles, on se trouve en présence de ces papillomes, dits précancéreux, dont les plus fréquents sont les verrues, les cornes et les papillomes proprement dits.

L'épithéliome calcifié, décrit pour la première fois par Malherbe, de Nantes, en 1880, est de l'épithélioma lobulé ou tubulé avec un stroma de tissu conjonctif affectant tantôt le type osseux et tantôt le type fibreux normal.

Sa caractéristique est l'envahissement calcaire dès le début. Le pronostic est bénin, parce qu'il n'y a jamais de généralisation : la récidive après ablation et la guérison spontanée par élimination ont été observées. La complication à craindre est qu'il ne fasse saillie sous la conjonctive et n'amène alors de la blépharo-conjonctivite avec douleurs très vives.

Il est certain que le traitement de l'épithélioma pourrait être plus efficace si on en connaissait la cause primordiale, son génie morbide.

L'intérêt qui s'attache à cette connaissance s'impose à tous et a fait dire à Velpeau : « Il serait si important de connaître l'étiologie du cancer qu'on pardonne volontiers à ceux qui s'en occupent toutes les suppositions possibles. »

Ces causes ont été divisées en locales et générales.

Au premier rang des causes locales, plaçons les traumatismes ; tout en n'acceptant pas sans réserves les dires des malades qui attribuent toujours à un coup l'origine

de leur affection, le *post hoc propter hoc* règne ici en
maître et a tort bien souvent. Les irritations répétées
auraient une influence très nette, et M. le professeur
Perrin nous citait tout récemment un exemple d'épithélioma, né très exactement au niveau du point contus par
le port prolongé du pince-nez, la peau délicate de cette
région se trouvant comprimée entre deux plans résistants.
De là ce petit point de pratique : recommander toujours
un pince-nez à ressort très doux et à branches montantes
mousses.

L'angle interne n'est peut-être un lieu d'élection pour
l'épithélioma que parce qu'il est aussi un lieu d'élection
pour les irritations de toutes sortes : poussières, larmes,
états lacrymaux, exagération des sécrétions glandulaires,
etc. Il faut y ajouter les causes professionnelles, celles
surtout, qui, au dire de Darier, amènent « une sénilité
précoce de la peau », telles sont la fabrication des briquet-
tes de houille et l'épuration des pétroles.

La fréquence de l'épithéliome au niveau d'une cicatrice, s'explique par la vitalité moindre du tissu cicatriciel. C'est encore par un trouble de la nutrition cutanée,
qu'il faut interpréter l'influence de certaines dermatoses
qui ont été qualifiées de précancéreuses. Ce groupe est
constitué par les papillomes, les verrues, les nævi, les
taches érectiles, les kératomes séniles qui seraient pour
quelques auteurs (Cazenave, Bazin, Audouard), l'aboutis-
sant de l'acné sébacée, le lupus et surtout les cicatrices
lupiques.

Le rôle du psoriasis est démontré par l'observation
suivante :

OBSERVATION PREMIÈRE

(Inédite. — Communiquée par M. le professeur L. Perrin. Epithélioma perlé).

F..., âgée de 58 ans, est atteinte depuis 20 ans de psoriasis qui est resté discret et localisé aux coudes, aux genoux, à la région lombaire et au cuir chevelu. Depuis 5 ans, elle présente à la face interne et supérieure du nez une plaque croûteuse qui s'étend peu à peu jusqu'à l'angle interne de l'œil. Au début, la malade croyait qu'il ne s'agissait que d'une tache psoriasique et, n'en souffrant d'ailleurs pas, elle ne s'en préoccupa point.

Actuellement, on trouve une surface irrégulière, s'étendant de la face interne et supérieure du nez à la commissure palpébrale interne et au-dessous de la paupière inférieure. Cette surface présente à sa partie centrale, une cicatrice blanchâtre déprimée, entourée d'une ulcération recouverte de croûtes noirâtres. A la partie périphérique on voit de petites granulations dures, grosses comme un grain de millet, brillantes comme de la cire, réunies de façon à former une tumeur irrégulière.

Quelques-unes de ces saillies perlées sont recouvertes de croûtes. La surface ulcérée quand on détache la croûte saigne facilement et a des bords taillés à pic. Pas de ganglions, marche serpigineuse lente.

Il s'agit d'un épithélioma perlé qui, après chloroformisation, est enlevé par [le docteur Raynaud. Deux ans après, il n'y avait pas de récidive.

Cette observation comporte un enseignement : c'est que

le psoriasis pourrait faire méconnaître un épithélioma au début, si on oubliait la coexistence possible des deux affections.

Les causes générales sont fort nombreuses et on pourrait presque dire que toutes les suppositions ont été faites. Une constatation qui paraissait bien établie, si classiquement établie que, la surprenant en défaut, elle suggéra l'idée première de notre travail, est l'âge avancé des malades.

Il était donc convenu que le cancer survenait à partir de 35 à 40 ans et que l'épithélioma cutané ne se voyait guère avant 60 ans. Galard (thèse, Paris, 1892) avait établi que les pavimenteux lobulés apparaissaient exceptionnellement avant 40 ans (9 sur 186, soit 4,8 pour 100), tandis qu'il en trouve 122 soit 12,2 dans les tubulés. Nous admettons que le maximum de fréquence soit à partir de 60 ans. Mais nous disons que l'épithélioma cutané de 30 ans est loin d'être la rareté clinique qu'on a voulu en faire. Dans le *Toulouse médical* du 15 mars 1903, H. Frenkel cite un cas dans lequel le début avait eu lieu à 29 ans; le 1er juillet de la même année, il rapporte l'observation d'un homme de 31 ans. Delay (de Lyon) cite un cas à 29 ans. Le 12 août 1902, entrait dans le service de M. le professeur Truc, Guillaume G... pour un épithéliome de l'angle interne OG, ayant débuté à l'âge de 29 ans (n° 1737 du registre des observations). Dans l'observation n° VIII, Antoine E... avait 33 ans ; dans le n° VII, Julien C... en avait 34.

Regardons comme rares les épithéliomas au-dessous de 25 ans, bien que nous trouvions les cas de de Wecker, 24 ans ; Lengenbeck, 18 ans, et notre observation n° XI, Maurice R... qui n'avait que 17 ans et chez lequel l'évolution a conservé son caractère de lenteur habituelle, malgré l'âge véritablement exceptionnel du malade.

Nous le répétons, l'épithélioma cutané de l'angle interne n'est pas rare à 30 ans; il est seulement moins fréquent qu'à 60. La conséquence pratique est que l'âge ne doit jamais faire rejeter la possibilité d'un épithélioma. Sinon on s'expose, dans les cas à diagnostic douteux, à commettre une erreur d'autant plus préjudiciable au malade que le topique quelconque, la pommade, plus ou moins irritante, que l'on appliquera, rendra irréparable ce qui ne l'était pas encore.

L'âge, le sexe, les conditions sociales ne paraissent pas avoir d'influence particulière. Les chagrins et les peines morales favoriseraient l'épithéliome, peut-être, dit Quénu, en amenant des troubles de la nutrition. Les races ne sont pas toutes atteintes dans les mêmes proportions. Parmi les Européens, les Anglais jouiraient, dit-on, de ce triste privilège, à moins qu'il ne s'agisse que d'une manifestation arthritique, chez un peuple gros mangeur de viande et gros buveur d'alcool.

Il est vrai que d'aucuns incriminent le régime végétarien et qu'on constate que les épithéliomes palpébraux sont fréquents à la campagne.

Mais c'est entrer ici dans la pathogénie du cancer : pareille discussion serait hors de notre sujet. Nous ne voulons pas exposer les diverses théories qui ont été proposées. Qu'il nous suffise de dire que la théorie histologique ne compte plus de nouveaux adeptes, qu'il s'agisse d'hétérochronie, d'hétérotopie ou de monstruosité de développement. La lutte est circonscrite entre la diathèse néoplasique de Verneuil et le parasitisme. Ce dernier, plus en faveur aujourd'hui, expliquerait tous les faits, mais il ne manque que le parasite, et c'est bien quelque chose. Cependant la diathèse néoplasique semble évoluer aux lumières récentes de la chimie biologique. Nombre de faits qui n'étaient guère explicables deviendraient assez clairs, grâce aux toxines cellulaires, aux troubles trophiques, au tonus nerveux qui maintient l'équilibre caryokinétique et qui serait rompu par une intoxication corticale au même périphérique. Le tout ne serait peut-être qu'une forme nouvelle de la diathèse arthritique déjà reconnue comme créant le terrain où peut évoluer l'épithéliome.

Quelle que soit l'idée qu'on se fasse de la nature de l'épithéliome cutané, voyons rapidement quels en sont les signes cliniques : le début, les symptômes, les complications, la durée et les difficultés du diagnostic.

Le début est fort variable : c'est tantôt un papillome, tantôt une de ces affections dites précancéreuses dont nous avons déjà parlé. D'autres fois, et c'est le mode de début le plus fréquent, il s'agit d'une nodosité miliaire longtemps torpide et solitaire que le malade appelle « un petit bouton ». Il n'est pas douloureux, mais procure un peu de gêne, de fourmillement ou de prurit, qui engage le malade à y porter la main. Pendant une période plus ou moins longue — d'autant plus courte, en général, qu'il s'agit d'un sujet plus jeune — ce bouton reste intact ou se recouvre de squames qui se reforment au fur et à mesure qu'elles sont arrachées.

Puis, survient une ulcération ; « alors, dit Brodie, la » plaie progresse lentement mais constamment et si elle » est abandonnée à elle-même, elle peut détruire une » partie de la face et finalement emporter le malade, mais » il s'écoule plusieurs années avant qu'il en soit ainsi ».

Pas de douleur ou de rares élancements, une marche très lente, voilà les raisons pour lesquelles le malade vient consulter tardivement et pourquoi le médecin assiste rarement au début de l'affection. A la période d'état, la perte de substance est recouverte de croûtes. Lorsqu'on les arrache ou qu'on décape à l'aide d'un pansement humide, on aperçoit un ulcère unique de forme variable, presque toujours ovalaire.

La question de profondeur est importante : bien qu'elle varie, elle serait, dit-on, toujours plus considérable que celle du chancre de l'angle interne qui serait plutôt une papule exulcérée.

Les bords indurés, d'une dureté atteignant parfois à la callosité, sont soulevés et limitent un fond sanieux, grisâtre, à granulations petites, grisâtres, saignant au moindre attouchement. Ces bords, qui forment un bourrelet dur et saillant, se continuent avec la peau par une zone vascularisée, rouge, infiltrée, mais sans aucune réaction inflammatoire. L'évolution en profondeur est peu marquée, tandis que celle en surface peut être considérable : toute la région de l'angle interne peut ainsi être détruite sans qu'il y ait engorgement ganglionnaire, ni trouble grave de la vision. — La santé générale reste parfaite.

Puis, spontanément ou le plus souvent à la suite d'un traumatisme, d'une irritation locale, l'épithéliome prend une allure rapide et peut envahir les cavités osseuses de la face, emportant le malade au milieu de complications méningitiques ou par hémorragie. — Remarquons qu'il y a rarement engorgement ganglionnaire même, à ce moment-là, et que la généralisation reste exceptionnelle.

Les pricipales variétés cliniques qu'on rencontre au niveau du grand angle sont : la forme papillaire, l'épithéliome perlé ou plan cicatriciel qu'on a voulu distinguer de l'ulcus rodens, l'épithéliomatose sénile, l'épithéliome calcifié et le « cratiriform ulcer » d'Hutchinson. — Donnons rapidement les caractères principaux de chacun d'eux.

1° *Forme papillaire.*— Le début est représenté par une maladie précancéreuse : papillome, verrue, etc. Lorsque l'ulcère est constitué; il présente des végétations et la pression fait sourdre des masses caséiformes au-dessous des croûtes. Pas de ganglions. Récidivé après ablation, il dure alors de quelques mois à 3 ou 4 ans. Pas de cicatrisation partielle.

2° *Epithélioma perlé.* — Ainsi appelé par Besnier. On lui donne le nom d'épithéliome plan cicatriciel. La plupart des auteurs confondent avec lui l'ulcus rodens. Darier les distingue par des différences histologiques minimes. Nous avouons que les différences cliniques n'existent guère. Nous trouvons même début par des granulations miliaires, dures, rosées, un peu luisantes et superficielles ; même mode de formation de l'ulcère par fonte de ces tubercules ; même extension à la périphérie par production de nouvelles granulations qui fondront à leur tour ; même facilité de cicatrisation centrale blanche, lustrée, qu'entoure, comme d'un collier de perles, la zone ulcéreuse granulée ; même possibilité de guérison spontanée, quoique exceptionnelle. Nous notons encore comme caractères communs : pas de ganglions, pas de généralisation, récidive après ablation au bistouri, prédilection pour l'angle interne, marche serpigineuse qui affecte de respecter la muqueuse et qui nous semble due au mode de formation des granulations ; évoluant avec la même lenteur 15, 20 ans et plus et pouvant dévorer toute la région.

3° *L'épithéliomatose sénile multiple* a un début un peu spécial et n'est jamais une lésion unique : c'est d'abord une plaque rouge à contours limités, parfois saillants, contenant assez souvent quelques granulations perlées. Croûtes molles, graisseuses, qui recouvrent des saillies verruqueuses, saillantes, ou un godet humide bordé d'un fin ourlet : à partir de ce moment, il évolue comme un cancroïde papillaire.

4° *L'épithéliome calcifié* ne demande qu'un mot, c'est la difficulté qu'il y a à la distinguer du kyste sébacé et du chalazion, étant souvent multiple comme ce dernier. La guérison spontanée par l'élimination en masse est possible.

5° *Le Crateriform ulcer* d'Hutchinson est un type dont l'histoire clinique n'est encore qu'ébauchée. Il occupe volontiers le grand angle, et comme il affecte habituellement une marche rapide et térébrante, c'est presque toujours cette forme que nous voyons envahir les cavités osseuses de la face : orbite sinus et cellules ethmoïdales.

Les symptômes que nous venons d'examiner n'ont pas toujours pareille netteté et il arrive fréquemment que le diagnostic exige toute la sagacité du dermatologiste.

Il paraît utile de distinguer entre l'épithéliome au début et l'épithéliome au stade d'ulcération.

Peu d'affections simulent l'épithélioma ordinaire de l'angle interne, le « rodent ulcer » de Jacob's, comme disent les Anglais. On ne le confondra pas avec le chalazion. qui est rarement sous-cutané et même en ce cas, laisse la peau intacte. Le siège de la chéloïde est pré-sternal et non au grand angle, puis la peau vascularisée n'est ja-

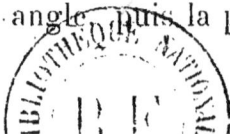

mais recouverte de squames et ne s'ulcère pas. Le lupus
non ulcéré présente un tubercule plus mou, plus aplati,
plus sucre d'orge ; il est d'ailleurs une affection de l'enfance et de la jeunesse plus que de l'âge adulte. Un lé-
prôme anormal, dur, violacé pourrait prêter à confusion,
s'il n'y avait l'anesthésie locale et les autres manifestations de la maladie. Rare par elle-même, nous ne croyons
pas qu'il y ait d'exemple d'une lésion unique de lèpre
verruqueuse siégeant à l'angle interne. Nommons, sans y
insister, le psoriasis, l'eczéma séborrhéique.

En résumé, à cette première période on ne rencontre
qu'une difficulté, insurmontable celle-là, qui consiste à
savoir si un papillome, une verrue, resteront tels indé-
finiment ou subiront la dégénérescence néoplasique. Rien
à l'heure actuelle ne permet de résoudre une pareille
question.

A la période d'ulcération, éliminons tout d'abord les
affections aiguës caractérisées par des phénomènes inflam-
matoires, telles que : furoncle, pustule maligne, dacryocystite aiguë, chalazion ulcéré. La dacryocystite chronique fistuleuse a pu être prise pour un épithélioma : il
suffit de se rappeler que la tumeur se vide par la pression.
Éliminons encore l'actinomycose, bien qu'elle puisse présenter une ulcération unique à bords violacés et décollés.
La blastomycose, encore plus rare, serait intéressante
par la cicatrisation centrale et la couronne ulcérée à surface papillomateuse ; mais c'est une curiosité pathologi-
que. Elle est nettement influencée par l'iodure de potas-
sium.

Citons, sans nous y arrêter, les formes ulcéreuses de
la lèpre, le pian, véritable sosie de la vérole, le mycosis
fongoïde, le bouton d'Alep et son frère le clou de Biskra
ou des Zibans, que beaucoup confondent en une seule af-

fection. Ce bouton d'Alep ou d'un an, parce que telle est sa durée moyenne, peut, dans la seconde période (on l'a vu se prolonger jusqu'à 2 et 3 ans), donner l'illusion de l'épithélioma, la paupière étant, d'après Panas, son siège de prédilection. Le début et la première période simulant un épithéliome, il faut se souvenir qu'il y a de très bonne heure engorgement ganglionnaire et que l'aréole rouge terne qui entoure l'ulcère est anesthésiée.

Bien que l'angle interne soit, au dire de Fournier, « un mauvais terrain pour la graine chancreuse », il n'en est pas moins démontré par de nombreuses observations, que la chancrelle peut y exister. Il suffit de constater le début, la suppuration franche, la coloration jaune pyoïde, l'absence de croûte et d'induration. Au surplus, l'inoculation lèverait tous les doutes.

Le véritable diagnostic doit être fait avec le chancre et la gomme spécifiques, le lupus ulcéré et les gommes tuberculeuses.

Le chancre n'est pas fréquent à l'angle interne ; on connaît trop le mot spirituel de Ricord : « Le chancre est un accident qui saute rarement aux yeux ». Cependant, quand il y saute, et cela lui arrive plus souvent depuis que les syphiligraphes le connaissent mieux, il occupe de préférence la région de la commissure, à ce qu'affirme Panas.

Le début diffère de celui de l'épithélioma : l'élevure initiale passe souvent inaperçue, masquée qu'elle est par de la dacryocystite ou de la blépharite.

L'ulcération est bien plutôt une exulcération qui peut représenter une papule végétante. Un des symptômes auxquels il faut attacher la plus grande importance, est l'engorgement ganglionnaire précoce.

Entre un épithélioma et un chancre nettement caracté-

risés, il n'y a pas de difficulté sérieuse. Mais il n'en est
pas toujours ainsi. Que le premier accélère sa marche,
tandis que le second la ralentira, et l'évolution ne pourra
plus nous servir de guide. Le fait est très réel et admis
par Ricord lorsqu'il écrit : « Si la maladie existe depuis
plus d'un an et qu'il n'y ait pas eu d'accidents syphilitiques secondaires, on peut dire que ce n'est pas un
chancre induré mais un cancer. » Encore ne faut-il
pas oublier que ces manifestations secondaires passent
quelquefois inaperçues. L'évolution lente d'un chancre,
en réduisant au minimum la zone inflammatoire qui l'entoure, fait disparaître la classique coloration en cocarde
et bien qu'il conserve un fond plutôt sec, de coloration
jambonnée ou cuivreuse lorsqu'il n'est pas recouvert d'un
enduit diphtéroïde, il se rapproche néanmoins beaucoup
de l'épithélioma. Comme lui, c'est une lésion unique,
arrondie ou ovalaire, en fer à cheval lorsque le siège est
à la commissure, ayant même tendance aux hémorragies
et une induration qui peut aussi bien acquérir une dureté
cartilagineuse que donner la sensation d'un empâtement
à peine perceptible.

Aumont et Poitout, dans leurs thèses inaugurales, affirment que le diagnostic du chancre palpébral est facile et
que toujours l'erreur doit être attribuée à un examen
incomplet. Entendent-ils par là, qu'on aura omis de faire
l'épreuve du traitement ? Si oui, ils ont raison ; dans
l'hypothèse contraire, leur affirmation ne saurait être
acceptée.

La gomme syphilitique, pour arriver à la période d'ulcération, évolue en général rapidement et présente alors
des bords déchiquetés, à pic, un fond en marches d'es-
calier, caché sous des débris blanchâtres, sans tendance
aux hémorragies, caractères propres à signer l'affection.

Les antécédents et les lésions concomitantes ajouteront souvent leur précieux concours. Un ulcère spécifique peut cependant créer des difficultés toutes les fois que, mal soigné, il s'est trouvé irrité par des pommades quelconques ou secondairement infecté. La ressemblance peut être si grande qu'Estrada (*Annales de dermatologie de 1892*) cite le fait de cet épithélioma qui fut pris pour un ulcère syphilitique : le diagnostic fut établi histologiquement par Darier. Inutile d'ajouter que le traitement, pierre de touche, conserve toute son importance.

Une forme intéressante est la syphilide tuberculo-ulcéreuse, qui prend souvent la forme serpigineuse. En outre des caractères spéciaux aux lésions spécifiques, remarquons ici qu'il faut attacher une certaine importance à l'aréole cuivrée et à la marche qui est rapide.

Il n'est malheureusement pas possible d'avoir recours à un traitemeut spécifique, lorsqu'il s'agit d'un lupus exedens, qui vient souvent simuler l'épithélioma. Cette affection, que Bazin appelle scrofulo-ulcéreuse, fibroplastique, a son siège de prédilection au nez et au sac lacrymal. Le lupus apparaît surtout dans l'enfance, peut former soit des ulcérations petites et multiples, ce qui est rare, soit une seule et large ulcération, due à la réunion des petites ulcérations primitives. Les bords sont rouges, festonnés et si la base est infiltrée, cette infiltration est molle et diffuse. De plus, des tubercules lupiques se voient à la périphérie, au niveau de la zone d'extension et le tissu cicatriciel que l'on rencontre par places n'a jamais la régularité de celui de l'ulcus rodens. L'adénopathie est la règle. Il arrive fréquemment qu'on trouve en même temps d'autres signes locaux ou généraux de tuberculose.

Si le lupus est fréquent au niveau de l'angle interne,

la gomme y est plus rare. Comme la gomme syphilitique, elle est assez souvent facile à reconnaître. On utilisera le début, l'évolution, les autres manifestations de la maladie. Il est rare qu'il n'y ait pas au pourtour une zone inflammatoire assez nette avec adénopathie.

L'injection de tuberculine est un bon réactif, mais on se demande si on a réellement le droit d'en faire usage.

La tuberculose verruqueuse se caractérise par ses bords moins saillants que son centre et par le pus que fait sourdre la pression.

Le lupus érythémateux, qui reste superficiel, ne présente pas de granulations nacrées et d'ordinaire pas d'ulcérations spontanées pour la variété crétacée. En pareil cas la biopsie, par l'examen histologique qu'elle permet, rend seule possible un diagnostic certain.

Nous n'entrerons pas dans le détail du diagnostic dans les cas de lupus, et en général d'ulcères scrofuleux et syphilitiques, compliqués d'épithéliome : il nous suffira de dire qu'il est toujours très difficile et parfois même impossible.

DEUXIÈME PARTIE

CHAPITRE PREMIER

DU TRAITEMENT CHIRURGICAL

ARTICLE PREMIER

L'épithélioma cutané de l'angle interne de l'œil comporte rarement le sombre pronostic des épithéliomes muqueux. Cependant, la menace de généralisation, toujours possible, aussi bien que les complications graves dont il peut se rendre coupable, du côté des cavités de la face, de la cavité crânienne et du globe oculaire, en font toujours une affection sérieuse. Néanmoins, le médecin hésite souvent sur l'indication thérapeutique, et cette hésitation n'a rien qui doive nous surprendre.

Les néoplasies épithéliales sont-elles des maladies curables ? Il est malheureusement impossible de répondre par un oui ou par un non catégoriques. Comme le cancer lui-même, et de nature aussi obscure, l'épithélioma semble être une tumeur à faible vitalité : la preuve de cette désintégration rapide nous est fournie par la facilité de l'ulcération, expression de la nécrose. En sorte qu'on est

encore en droit, à l'heure actuelle, d'adopter pour la thérapeutique de l'épithélioma, la conception que s'en est
faite Wirchow : « Par lui-même, dit-il, le carcinome n'est
» pas une tumeur durable. Ses cellules ont plutôt des
» caractères caducs et fragiles, ce qui fait que leur vita-
» lité a une durée limitée et que, de bonne heure, elles
» subissent une métamorphose régressive. Si l'on pou-
» vait étendre d'emblée ces métamorphoses à toutes les
» parties du cancer et à empêcher la formation de nodu-
» les accessoires, on serait sûr d'obtenir la guérison
» définitive du cancer. »

C'est en fait ce que réalise le traitement chirurgical,
dont le principe, mille fois répété, est d'enlever tout ce
qui est malade et même un peu plus, de peur que quelques
traînées dégénératives n'aient déjà pénétré des tissus qui
paraissaient sains. C'est ce même but que doit s'efforcer
d'atteindre le traitement dermatologique, étant bien
entendu que nous appellerons médical ou dermatologique
tout traitement autre que l'extirpation, que cette extirpation soit faite au bistouri, à l'écraseur linéaire ou au
thermo-cautère. En conséquence, le traitement dermatologique peut et doit comprendre de véritables moyens
chirurgicaux et, c'est pourquoi nous lui préférons cette
dénomination à celle de traitement médical.

La première question est de savoir s'il faut toujours
intervenir. La presque unanimité des médecins n'admet
plus, à l'heure actuelle, la possibilité de l'expectative. Il
n'y aurait point assez d'anathèmes pour qui voudrait défendre le dogme du *Noli me tangere*. Nos prédécesseurs,
avec leurs grandes qualités d'observateurs, ne l'avaient pas
établi sans motif; peut-être eurent-ils le tort de trop géné-
raliser et de faire la règle de ce qui ne devait être que
l'exception. Si l'ablation chirurgicale mettait à l'abri de la

récidive, il n'y aurait pas d'hésitation permise ; mais, à cause de cette éventualité, il nous semble bien que l'abstention se justifie dans quelques circonstances. Voilà, par exemple, un vieillard de 70 à 80 ans, porteur d'un ulcère torpide, à marche excessivement lente ; les dégâts causés n'altèrent en rien les fonctions visuelles, tout à peine y a-t-il un peu de larmoiement. Pour peu que l'intervention l'effraye, ne vaut-il pas mieux lui éviter les risques d'une récidive qui pourra, elle, être grave, et lui apprendre à vivre avec son ulcus rodens ? Qu'il sache entretenir la propreté de sa petite plaie par des lavages quotidiens à l'eau bouillie, la préserver des poussières à l'aide d'un petit pansement, éviter toutes les irritations qui pourraient activer la marche. D'ailleurs, cette opinion est celle du professeur Gaucher et de Mollière, qui affirment qu'en pareille occurrence, la survie est plus longue quand on n'opère pas que quand on opère. La douleur, au contraire, commande l'intervention.

Cette conduite, insistons-y, doit rester l'exception et jamais la règle.

ARTICLE II

L'ablation au bistouri, si elle n'est pas un moyen beaucoup plus sûr que les autres, n'en reste pas moins la méthode de choix pour la rapidité de la guérison. On devra l'employer toutes les fois que seront réunies les conditions favorables : petitesse de la lésion, pas d'adénopathie. Il faut donc que le néoplasme puisse être enlevé sûrement en totalité et que, de plus, la perte de substance ne soit pas assez importante pour créer des troubles oculaires et des rétractions trop considérables.

Des considérations morales, telles que les conditions sociales pèseront évidemment sur la décision à prendre. On ne peut imposer à un ouvrier, un traitement long alors qu'on peut le débarrasser en quelques jours, la question d'esthétique ne pouvant entrer ici en ligne de compte.

Article III

Les contre-indications de l'intervention chirurgicale peuvent être rangées sous deux chefs principaux : elles seront locales ou bien d'ordre clinique.

Localement, il est impossible d'intervenir lorsque l'étendue des lésions est trop considérable. C'est qu'alors l'opération est incomplète, la récidive en quelque sorte fatale et que la perte de substance, irréparable à moins d'autoplasties délicates et souvent inefficaces, est une source de désordres graves, y compris le coup de fouet donné à la tumeur. C'est ce qui faisait dire à de Wecker : « On répugne à exciser une partie considérable de la pau- » pière, à cause de la peine qu'on a à réparer par la greffe » ou l'autoplastie la perte de substance produite ; ce qui » fait que dans beaucoup de cas on a à déplorer moins » une rechute proprement dite que l'extension du mal » incomplètement enlevé. »

L'adénopathie doit aussi faire rejeter toute intervention parce que là toute opération aura chance de demeurer incomplète et de ne pas être radicale.

Ce sont là, en quelque sorte, des contre-indications fondamentales, qu'on n'a pas le droit de négliger et auxquelles on ne saurait passer outre.

Mais il est d'autres considérations que nous appellerions volontiers les conditions mauvaises et qui doivent toujours influencer la décision à prendre. L'épithélioma à marche rapide, surtout chez un sujet jeune, n'est pas justiciable du bistouri. Ce n'est pas seulement la récidive à peu près toujours certaine, fatale, c'est encore la généralisation possible, la mort par métastase. La mort par cancer viscéral, rectal, a été observée un ou deux ans après ablation d'un épithélioma de l'angle interne. L'intervention chirurgicale devrait cependant être toujours tentée, aussi précoce que possible, lorsque le sujet ne peut se soumettre, pour des motifs personnels, au traitement dermatologique. On nous permettra de faire remarquer que la condamnation que nous prononçons, d'une façon toute relative du reste, de l'extirpation, s'adresse exclusivement aux formes cutanées de l'épithélioma du grand angle. Nous réservons de la façon la plus absolue le traitement du cancer en général.

CHAPITRE II

DU TRAITEMENT DERMATOLOGIQUE OU MÉDICAL

Nous avons indiqué rapidement le but thérapeutique auquel doit tendre le traitement médical : il doit s'efforcer d'atteindre dans sa vitalité la tumeur adulte et surtout celle en voie de transformation. La seconde condition nous semble à elle seule suffisante, car il n'est point douteux qu'on verrait survenir la guérison, si les bourgeons de nouvelle formation étaient arrêtés dans leur éclosion.

L'ablation enlève mécaniquement ce que le traitement dermatologique doit faire disparaître organiquement : théoriquement, lorsqu'il amène la guérison, il devrait le faire d'une façon plus durable, puisqu'il n'aura pu y arriver qu'en modifiant le terrain, en rendant la pullulation mécaniquement impossible, ou bien encore en provoquant une réaction locale de l'organisme. Le plus souvent ces actions diverses se combinent.

En dehors des autres avantages – qui ne sont que les contre indications formelles ou relatives de l'intervention chirurgicale — le traitement dermatologique devrait être préféré, parce qu'il mettrait plus sûrement à l'abri de la récidive. Et pourtant les récidives signalées sont nombreuses. Le fait aurait besoin d'être contrôlé par la clinique, mais il semble que ces récidives se rencontrent de préférence dans les cicatrices obtenues avec des topiques kératoplastiques, plutôt que dans celles consécutives à l'application d'agents destructeurs : il s'agit, en effet, de détruire le néoplasme et non de le recouvrir d'un épiderme plus ou moins solide.

Il faut reconnaître, en outre, que le traitement dermatologique est généralement bien accepté par les malades, même les plus pusillanimes, qu'il est suivi de peu ou pas de perte de substance ; enfin et surtout, qu'il peut s'adresser à une lésion de n'importe quelle étendue, alors même qu'il y a déjà adénopathie.

Son grand désavantage est d'être long, minutieux et fort onéreux, lorsqu'on s'adresse à la radiothérapie.

Les moyens employés sont de deux ordres : les uns constituent le traitement général, les autres le traitement local.

I. — Du Traitement général.

Il est né, sans conteste, de la conception diathésique et n'a évolué qu'à date récente avec l'apparition des sérums vers le parasitisme.

Disons de suite que la médication interne est à peu près sans valeur. Jaboulay n'a pas obtenu plus de succès avec le sulfate de quinine à haute dose, que Bergeron avec le chlorate de potasse, longtemps continué à la dose de 3 et 4 grammes par jour. Il existe cependant un médicament dont Lucas-Championnière a vanté les bons effets et qui avait déjà été préconisé par Fonssagrives : c'est l'usage, à faibles doses prolongées, de la magnésie anglaise. Comment agit ce médicament? Est-ce par simple alcalinisation du milieu, luttant ainsi contre l'arthritisme? est-ce, au contraire, en régularisant les fonctions digestives ; ou encore en évacuant plus promptement les résidus de la digestion et évitant ainsi la formation et la résorption des toxines intestinales ? Nul ne le sait ; mais ce que l'on constate, c'est que sous son influence, les verrues et les papillomes bénins disparaissent. On peut bien admettre que cette influence bienfaisante sur les affections précancéreuses s'exercera aussi sur les épithéliomas ; nous croyons prudent et utile de ne jamais négliger ce petit moyen, qui peut tout au plus rester inefficace.

La sérothérapie ne pouvait manquer d'être mise à contribution. Les tentatives, fort nombreuses, ont fait naître parfois des espérances trop tôt déçues. L'une des plus connues, est celle de Wlaeff et Hitman de Villiers. Ces auteurs prétendaient apporter un sérum spécifique. L'expérience a montré qu'il y avait bien chez l'homme, à la suite d'une injection de 10 centimètres cubes de leur sérum, une réaction générale de courte durée (environ 48 heures) ; localement, présence de nombreux polynucléaires, et comme conséquence, diminution des douleurs et amélioration locale de la tumeur avec, peut-être, formation d'un peu de tissu fibreux ; mais on n'a jamais constaté ni guérison, ni tendance à la guérison. C'est donc un ensemble de phénomènes du même ordre que ceux déjà constatés avec le sérum antistreptococcique, celui des animaux inoculés avec la pulpe cancéreuse, la levure de bière, etc. Fehleisen n'a-t-il pas avancé qu'il avait obtenu quatre améliorations et une guérison dans cinq cas de carcinomes du sein, à la suite d'érysipèles provoqués ?

En résumé, il n'y a probablement là qu'une réaction générale de l'organisme surexcité par l'injection ; elle se traduit localement par une phagocytose plus active. Aussi l'action n'est elle pas soutenue et il semble, au contraire, que cet effort ait épuisé la résistance : on voit souvent la marche, qui avait subi un temps d'arrêt, devenir encore plus rapide qu'avant l'intervention. Ajoutons, et cela prouve bien qu'il ne s'agit pas d'une action spécifique, qu'en changeant le liquide injecté, il est possible de prolonger cette action. Elle s'épuise cependant avant d'atteindre la guérison et bientôt, vaincu dans sa lutte, l'organisme succombe et se laisse rapidement envahir.

II. — Le Traitement dermatologique

A. *Considérations générales.* — Afin de justifier ce que nous allons dire sur la technique du traitement par les topiques, il n'est pas sans utilité d'attirer l'attention sur l'influence néfaste des irritations au cours de l'évolution d'un épithélioma.

Dès 1867, Hébra signalait le fait. Il affirmait avoir assisté à la transformation épithéliale, à la paupière inférieure, de cinq cas de lupus de l'angle interne et incriminait le topique employé, qui avait en quelque sorte fait naître le cancroïde sous ses yeux, puisque « pendant que le néoplasme disparaissait par des cautérisations à la pierre infernale, l'épithéliome apparut au milieu du tissu lupeux ».

L'exactitude de ce fait a été maintes fois confirmée depuis. Teltcharoff a noté l'influence néfaste du nitrate d'argent dans le cancroïde des muqueuses. Notons, sans y attribuer d'autre importance, la coïncidence de l'apparition de l'ulcération au niveau d'une cicatrice, après usage pendant quelque temps d'une solution de protargol (observation VII).

Les ablations incomplètes jouent le même rôle. Browne, de Londres, attire l'attention sur ce fait ; Cohen, de Philadelphie (1879), raconte qu'il a vu ses efforts infructueux d'arrachement, transformer les papillomes en épithéliomas. Les méfaits des pommades irritantes sont tout aussi évidents dans l'observation suivante :

OBSERVATION II

Inédite. — Due à l'obligeance du Dr L. Perrin, de Marseille.
Epithélioma térébrant malin mutilant.

H..., 68 ans, est un homme robuste, d'une très bonne santé. Le début de l'affection remonte à dix ans. A cette époque, le malade avait à la racine du nez et entre les régions sourcilières internes, une plaque irrégulière, recouverte de croûtes et entourée de petites granulations dures, luisantes, grosses comme une tête d'épingle. La lésion, quoique irrégulière, n'avait que les dimensions d'une pièce de cinquante centimes. A cette époque, le malade refuse toute intervention chirurgicale, mais appliqua des pommades diverses qui ne firent qu'augmenter plus ou moins rapidement le foyer morbide. Il y a deux ans, il gagnait, à droite, le sourcil, la face interne et supérieure du nez, la commissure palpébrale interne.

Il fut alors traité à Paris par des badigeonnages répétés de violet de méthyle et d'acide chromique. Sous cette influence, une cicatrisation fut obtenue à la partie centrale, mais le bourrelet dur perlé existait toujours.

En janvier 1904, les lésions très étendues occupaient le front dans sa moitié inférieure, toute la partie supérieure du nez ; à gauche, la face interne du nez était le siège de granulations dures, blanchâtres, agglomérées, formant une tumeur

saillante, mais s'arrêtant à la limite de la commissure palpébrale ulcérée. A droite, l'extension de l'ulcération avait
détruit le tiers interne de la paupière inférieure, la paupière
supérieure dans ses deux tiers internes, la région orbitaire
supérieure, le front jusqu'au sinus frontal. Les téguments sont
rouges, infiltrés, épaissis. La sécrétion purulente est abondante, les hémorragies fréquentes. Le globe oculaire, privé
en grande partie des paupières, baigne dans le pus : la conjonctive rougeâtre est le siège de chémosis. Malgré cette
marche envahissante des lésions et leur étendue, l'état général
reste bon, les douleurs sont supportables et il n'y a pas
d'adénopathie.

Cette observation montre encore combien il est essentiel
de poursuivre avec persistance le traitement dermatologique, quitte à varier les agents employés lorsqu'on n'obtient pas le résultat désiré. Mais il est nécessaire, dès le
début, de bien avertir le malade, afin de ne pas s'exposer
à commencer un traitement qui sera délaissé quelques
jours après et n'aura servi qu'à activer, par irritation, la
marche d'un épithélioma jusqu'alors torpide.

C'est donc encore faire œuvre thérapeutique utile que de
recommander aux vieillards porteurs de croûtes séniles
d'éviter toute irritation de quelque nature qu'elle soit :
grattage, traumas, pommades et onguents plus ou moins
mirifiques. Il faut les engager à soigner purement et simplement ces productions morbides à l'aide de lavages
savonneux quotidiens et d'attouchements à l'alcool boriqué
à saturation, suivant la formule :

Solution pour usage externe :

Alcool à 90°. . 30 grammes.
Acide borique, q. s. à saturation

La technique générale du traitement dermatologique est des plus simples : décapage très soigneux des surfaces ulcérées à l'aide de pansements humides — de préférence à l'eau bouillie, parce qu'elle n'est jamais irritante. — Il faut absolument que l'ulcération soit débarrassée de toute trace de croûte : c'est un point essentiel. Il faut ensuite persévérance dans l'application : on l'a dit bien souvent, à lésion chronique, traitement chronique ; il faut donc savoir ne pas se lasser.

Il est parfois utile de mettre en œuvre un moyen adjuvant ; nous voulons parler des injections hypodermiques de calomel. Ces injections exercent une action favorable sur la tumeur, qui semble subir un temps d'arrêt, mais cette action n'est pas durable. C'est pourquoi ces injections ne peuvent être employées que comme moyen accessoire, soit à titre préopératoire, lorsqu'on veut procéder à l'ablation, soit au cours du traitement dermatologique, lorsque l'ulcération, déjà modifiée, ne demande plus qu'un effort de l'organisme pour évoluer vers la guérison. Il semble bien que ce soit dans ce sens qu'on puisse expliquer leur action dans l'observation VII.

B. *Les topiques à rejeter.* — Le topique idéal serait celui qui, peu ou pas douloureux, serait en même temps assez énergique pour détruire la totalité du tissu néoformé, celui-là seulement, et respecterait les tissus sains. Malheureusement, ce médicament électif reste encore à trouver.

Nos efforts doivent donc essayer de tourner la difficulté en nous adressant à des agents qui, ayant une électivité relative, détruiront peu de tissu sain ou bien créeront une réaction fibreuse assez intense pour amener une guérison, en quelque sorte naturelle, par étouffement des masses prolifèrantes.

Nous émettons l'opinion qu'on doit, en conséquence, rejeter tous les agents cicatrisants, parce qu'à notre avis, lorsqu'on obtient avec eux une cicatrice, on se trouve en face d'une dissimulation de la lésion plus que d'une guérison. A la face profonde de cet épiderme temporaire, végètent des nodules nacrés.

Il y a donc lieu de ne pas se fier à l'aristol, à la teinture de thuya, à celle de chélidoine, au sulfate de cuivre ammoniacal, etc. Si ces agents sont peu efficaces, d'autres, comme les caustiqnes faibles, sont néfastes et doivent être mis de côté ; tels sont : les sels argentiques, les acides phénique, salicylique, pyrogallique, lactique, etc.

Il en est de même pour les acides trop énergiques qui, eux, causent des destructions trop étendues, dont l'action ne peut être convenablement dirigée et qui ont, en outre, quelques-uns du moins, l'inconvénient d'être horriblement douloureux. Citons les principaux : acides sulfurique, chlorhydrique, azotique, le nitrate acide de mercure, etc. Il en est de même pour la potasse caustique et autres bases aussi énergiques. Un peu moins douloureuses, peut-être, que les acides, elles détruisent aussi bien le tissu sain que le tissu malade, et leur application, impossible à limiter, est suivie d'une réaction inflammatoire aiguë qui laisse après elle des cicatrices plus défectueuses que celles imputables au bistouri.

Une exception semble devoir être faite pour l'acide chromique au cinquième ou au dixième qui peut rendre quelques services.

Le chlorure de zinc, vanté autrefois, outre l'inconvévénient d'être très douloureux et essentiellement dépourvu d'action élective, produit une escarre sèche toujours très étendue. On n'a pas à redouter l'hémorragie, mais l'imperméabilité même de l'escarre rend inutile

l'application de nouveaux badigeonnages ; c'est,en somme,
un caustique de surface à rejeter.

C. *Les topiques dits électifs.* — 1° La résorcine. — En
1892, Unna préconisait la résorcine comme curatrice des
ulcus rodens de date récente. D'autres l'ont expérimentée
depuis, avec des alternatives de succès et d'insuccès. La
question a été reprise en 1902 par Piccardi, qui attribue la plupart des échecs à des fautes de technique.
Pour lui, la pommade à employer doit voir son titre élevé
successivement de 25 à 50 pour 100. A ce titre,la résorcine
serait caustique, tout autant que l'arsenic, tout en étant
moins irritante ; le contraire nous paraît plus exact, car
nous tenons la résorcine pour fort irritante et très
peu caustique. Elle conserverait ses propriétés kératoplastiques, excitant la prolifération de l'épithélium normal des bords de l'ulcère et la transformation cornée des
couches superficielles du corps de Malpighi. Nous
n'avons aucune expérience personnelle nous permettant
de discuter les dires de l'auteur.

2° Le chlorate de potasse. — Le professeur Bergeron a
fait défendre par son élève Euthyboule (Th. de Paris,
1877), il y a déjà plus de 25 ans, la médication, *intus et
extra*, par le chlorate de potasse. Il a été, depuis, l'objet
de nombreuses expériences : sans nier sa valeur, il ne
paraît pas mériter plus de faveur que la résorcine, puisque, comme elle, il agit surtout comme cicatrisant. En
tous cas, il faut qu'il soit bien peu pénétrant, puisqu'il
échoue complètement dans les formes papillaires recouvertes de gaines épidermiques épaisses. Il faut encore,
dit son défenseur, que l'épithéliome franchement ulcéré
n'offre pas un fond trop anfractueux et qu'il ne pénètre

pas trop profondément : c'est avouer que son action est toute de surface.

Peut-être, maintenant que Cerny et Trunecek ont ouvert la voie pour l'acide arsénieux, obtiendrait-on une action plus pénétrante, et partant plus énergique, en employant une solution alcoolique saturée, la pénétration du chlorate de potasse étant facilitée par la présence de l'alcool.

3° L'acide acétique. — L'acide acétique mérite mieux qu'une simple mention et présente des qualités qu'il convient de signaler. Lorsqu'il est employé tout à fait pur, c'est-à-dire cristallisable, il offre une causticité égale à celle de l'acide arsénieux, mais aurait sur lui plusieurs avantages. Infiniment moins douloureux, il ne produit pas d'escarre et peut alors aboutir à la guérison sans cicatrice.

Cette absence d'escarre permettrait au caustique de continuer son action à chaque application nouvelle. Son action serait presque élective, en ce sens que, fixant la cellule puis dissolvant le protoplasma et même le noyau, il agirait de préférence sur les tissus en évolution qui sont moins résistants. Bien entendu, ici comme ailleurs, ne pas faire le traitement à demi ou avec une solution diluée qui amènerait au contraire une activité plus grande de la tumeur.

Nous n'avons pas d'observation personnelle de l'action de cet agent. Mais les cas de Dieu et de De Wecker se rapportant à des ulcus de l'angle interne, sont assez caractéristiques.

4° Le caustique de Landolfi. — A croire Van Brunn, le caustique de Landolfi ferait merveille. Ce caustique, composé à parties égales de chlorure de brome, de zinc, d'or et d'antimoine, est mélangé à de la farine jusqu'à consistance de pâte molle. La couche appliquée sur l'ulcération se détachait de 10 à 15 jours après et laissait une perte de substance que l'auteur pansait avec un onguent térébenthiné. Van Brunn avait obtenu une centaine de guérisons dans des cas où le diagnostic d'épithélioma fut vérifié histologiquement par Meckel van Hemsbach. Récidives et insuccès étant survenus dans la suite, cette médication est tombée dans l'oubli.

5° L'acide arsénieux. — Deux topiques aujourd'hui se partagent la faveur des dermatologistes : l'acide arsénieux et le bleu de méthyle, ainsi que son homologue, le violet de méthyle.

L'emploi de l'acide arsénieux remonte à de longs siècles, puisque Razès, médecin arabe du VIII° siècle, employait déjà l'arsenic contre les affections cutanées. Fuchs serait le premier, en 1594, à l'avoir employé dans les lésions graves de la peau. Au XVIII° siècle, Jean de Basseilhac, plus connu sous le nom de frère Côme, acheta d'un charlatan la pâte arsenicale qui porte son nom. Depuis cette pâte avait été employée avec des fortunes diverses et la formule la plus usitée, il y a vingt ans, était la suivante : délayer dans l'eau jusqu'à consistance de pâte molle le mélange ci-dessous :

Usage externe :

Acide arsénieux	2	parties
Sulfure de mercure	6	»
Éponge calcinée	12	»

L'escarre produite qui était très profonde, amenait, paraît-il, parfois, la nécrose de la tumeur, son élimination en totalité, et la guérison.

En 1897, Cerny et Trunecek firent connaître les résultats de leurs essais, obtenus avec la formule suivante :

Solution usage externe

Acide arsénieux   1 gramme
Alcool à 90°   }
Eau distillée   } *ââ* 75 grammes

La technique se résumait ainsi : le foyer sera nettoyé à fond, il vaut même mieux le faire un peu saigner, puis la plaie badigeonnée chaque jour, sans jamais en manquer un seul, sera laissée sans pansement. La douleur dure quelques heures. A mesure que l'escarre s'épaissit il faut renforcer le titre de la solution et arriver jusqu'à :

Solution usage externe :

Acide arsénieux   1 gramme
Alcool à 90°   }
Eau distillée   } *ââ* 40 grammes

Un sillon d'élimination se creuse et l'escarre finit par se détacher. On procède alors à un nouveau badigeonnage : s'il se forme une croûtelle jaunâtre, mince et facile à enlever, c'est que la néoplasie est entièrement détruite et que la plaie guérira sous de simples pansements à la vaseline boriquée, pour éviter les cicatrices. La durée du traitement est fort variable et peut être de plusieurs mois ; pendant tout ce temps, il ne faut pas manquer un seul jour de faire l'application du topique.

Depuis cette époque les observations se sont multipliées, les guérisons sont nombreuses et incontestables. Robillard a fait remarquer en 1899 que l'acide arsénieux n'était efficace que dans les formes où l'on trouve à la fois

des éléments épithéliaux et embryonnaires, par conséquent dans les formes papillaires, confirmant ainsi l'opinion de Cerny et Trunecek.

Comment expliquer la curabilité par l'arsenic ? Gübler
expliquait cette action élective de la façon suivante : tout
en respectant la structure histologique des cellules,
l'acide arsénieux arrêterait les échanges vitaux : d'où
nécrose des masses épithéliales qui, nous l'avons fait
observer dans notre première partie, ne sont jamais péné-
trées par les vaisseaux.

Cerny et Trunecek ont émis l'hypothèse qu'en présence
de sang frais, l'acide arsénieux formait un albuminate
avec les cellules cancéreuses, l'albumine de ces cellules
étant différente de celle des éléments sains ; cet albuminate produirait la nécrobiose des cellules embryonnaires.

Cette explication n'était pas satisfaisante, parce qu'elle
ne tenait pas compte d'un facteur important, l'alcool, qui
paraissait jouer un rôle, puisque les résultats sont tout
autres lorsqu'on emploie l'acide arsénieux avec un autre
véhicule. Aussi ont-ils admis que l'action était double et
qu'à la coagulation due à l'arsenic s'ajoutait la déshydra-
tation due à l'alcool. Il y aurait, en outre, au niveau du
tissu conjonctif, une exsudation suffisante pour achever
l'altération des cellules momifiées par l'arsenic.

On peut se demander s'il ne s'agit que d'une action
telle qu'elle se passerait in vitro, ou s'il faudrait invoquer
un mécanisme plus complexe. Il paraît logique d'admettre que les fibres nerveuses, plus délicates encore que les
cellules embryonnaires, seraient les premières et les plus
profondément atteintes. Alors, peut-être, l'influence du
trouble trophique consécutif viendrait s'ajouter à l'action
médicamenteuse pour produire la nécrobiose des cellules
embryonnaires. Il est encore possible que la réaction

inflammatoire née au pourtour de l'escarre, contribue à la guérison par réaction phagocytaire simple.

Quel que soit ce mécanisme thérapeutique, un fait reste acquis : ce sont les heureux résultats attribuables à ce topique. Les cas de guérison ne se comptent plus, tant ils sont nombreux, et nous sommes heureux d'en ajouter trois nouveaux.

OBSERVATION III

(Inédite. — Due à l'obligeance du docteur L. Perrin, professeur de dermatologie à l'Ecole de médecine de Marseille.)

Epithélioma fongueux.

F..., 66 ans, se présente à la clinique du docteur Perrin pour une ulcération fongueuse avec infiltration des téguments du dos et des régions latérales du nez.

Les lésions ont débuté il y a 5 à 6 ans.

Traitées pendant 4 mois suivant la méthode Cerny et Trunecek par les badigeonnages avec la solution hydro-alcoolique d'arsenic d'abord à 1 gramme pour 150, puis à 1 gramme pour 80, elles disparurent complètement.

Le malade, revu deux ans après, ne présentait pas la moindre récidive.

OBSERVATION IV (1)

(Inédite. — Due à l'obligeance du docteur Nicati, de Marseille.)

J. V..., 56 ans, se présente, le 11 mai 1897, avec épithélioma du sillon naso-génien à la partie la plus supérieure près de

---

(1) Recueillie ainsi que la suivante par son chef de clinique, le docteur Chailan, que nous remercions bien sincèrement.

l'angle interne. C'est une tumeur ulcérée de la grandeur d'une pièce de deux francs, à bords végétants.

L'examen histologique montre qu'on se trouve en présence d'un épithélioma pavimenteux lobulé.

Traitement à l'acide arsénieux formule Cerny.

Guérison complète le 27 octobre de la même année, soit en cinq mois et demi.

Observation V

(Inédite. — Communiquée par le docteur Nicati, de Marseille.)

G... Jacques, 65 ans.

Vu pour la première fois le 12 avril 1898.

Epithélioma du sillon naso-palpébral inférieur droit ayant débuté par une verrue.

Extension à toute la face latérale du nez, excepté au niveau du lobule, à la moitié interne de la paupière inférieure, au tiers interne de la paupière supérieure. Les contours sont lobulés, l'os est dénudé à la partie centrale, il y a destruction de l'angle interne et de la partie avoisinante des paupières. L'aspect général est celui d'une crête de coq étalée.

Pas de ganglions, rétraction de la narine gauche.

Traitement par l'acide arsénieux.

Le 13 mai, toute la plaie est recouverte d'épiderme.

On a objecté à cette méthode l'intoxication possible, écueil plus théorique que réel. Si on a pu voir, fort rarement, des phénomènes d'intolérance avec l'application des anciennes pâtes arsenicales, la solution hydro-alcoolique de Cerny et de Trunecek ne paraît pas avoir causé d'accident de ce genre. Cette immunité ne doit pas faire exclure, la prudence dans l'application. La solution ayant été bien agitée, on badigeonnera tout l'ulcère et rien que l'ulcère, évitant de répandre un excès de liquide sur les parties avoisinantes, afin d'éviter toute atteinte du côté de la conjonctive comme de celui des voies lacrymales.

6° Les pyoctanines. — Deux d'entre elles sont utilisées dans le traitement dermatologique : ce sont le bleu et son homologue le violet de méthyle, qui jouissent des mêmes propriétés.

Galezowski, l'un des premiers (février 1891), a proposé ce topique. Du Castel et Darier les vantèrent à leur tour, mais ce dernier vient de déclarer dans la *Pratique dermatologique*, qu'ils ne méritaient pas la faveur qu'il leur avait d'abord accordée. Cette même opinion est exprimée par Le Dentu, Reclus, Quénu, Grün, Meyer, Tessari, etc.

Les différences dans les résultats expliquent ces contradictions : à quoi faut-il les attribuer ?

La question est à peine à l'étude, et comme on connaît peu, autant dire pas du tout, le mode d'action de ce médicament, le plus simple est de se contenter d'enregistrer le fait. C'est que, comme dans toute question clinique, le médicament n'est pas le seul facteur du problème. Nous ne voulons pas répéter cette vieille banalité : il n'y a pas un épithéliome cutané de l'angle interne de l'œil, il y a des épithéliomes cutanés.

L'acide arsénieux réussit surtout dans les formes embryonnaires ; dans quelles formes réussissent les pyoctanines ? nous n'en savons encore rien. Il faudrait que les observateurs notassent à l'avenir, dans leurs observations, toutes les particularités se rapportant au diagnostic différentiel histologique et clinique et à montrer leurs rapports avec les résultats obtenus.

Cette étude méthodique arriverait peut-être à expliquer

les raisons des succès et des insuccès qui ont été observés.

Il n'est pas douteux que les pyoctanines sont vraiment électives pour certains épithéliomes.

Leurs plus beaux succès n'ont-ils pas été observés précisément dans des cas rebelles ayant résisté aux moyens les plus énergiques? Dans son traité des tumeurs, Lagrange cite un cas d'épithéliome de la paupière qui, enlevé deux fois au bistouri, avait récidivé deux fois et fut complètement guéri par l'emploi de la pyoctanine seule. Delay a publié dans le *Lyon médical* (juillet 1903), une observation remarquable : épithélioma de l'angle interne chez un homme de 44 ans, ayant débuté il y a 15 ans. Enlevé chirurgicalement en mars 1900, il y avait, dix-huit mois après, récidive, *in situ*, sur la cicatrice. L'unique traitement fut fait avec le violet de méthyle. Au cours de ce traitement et par deux fois, des traumatismes remettent tout en question. Le violet de méthyle suffit pour juguler ces reprises et aboutir à une cicatrice nette, souple et de bonne nature.

L'observation suivante, recueillie par le docteur Dubreuil, dans le service du professeur Rollet (de Lyon), auquel nous sommes heureux de pouvoir exprimer tous nos remerciements, n'est pas moins convaincante.

OBSERVATION VI

(Inédite. — Due à l'obligeance du docteur G. Dubreuil
Service du professeur Rollet, Lyon.)
Epithélioma de l'angle interne de l'œil gauche. — Récidive
Amélioration et guérison par le traitement au crayon de pyoctanine bleue

M... (Arnold), 56 ans, ménagère.

A. M... était atteinte d'un épithélioma de l'angle interne de l'œil gauche lorsqu'elle se présenta à l'hôpital de la Croix-Rousse. Le docteur Pinatelli pratiqua au bistouri l'incision de la tumeur, qui se présentait sous la forme d'une excavation ulcéreuse s'étendant de la caroncule jusqu'au dos du nez.

Au début de février 1904, la malade vint à la consultation du docteur Rollet. Un mois et demi après l'opération, l'ulcération s'était reproduite en deux endroits différents : 1° sur le dos du nez, où il existe une perte de substance à fond sale et dont les bords sont indurés ; 2° à l'angle interne de l'œil, où la commissure est détruite ; la caroncule a disparu au moment de la première intervention. La malade se plaint que cette région est douloureuse spontanément et à la pression. Une croûte brunâtre borde la perte de substance ; enlevée, elle laisse voir les bords d'une ulcération, bords indurés et rouges, en bourrelets, tandis que le fond est rouge et jaune sale, non délimité du côté de la conjonctive, qui est injectée, non ecchymotique. On porte le diagnostic d'épithélioma récidivé.

4 février. — La malade entre dans le service du docteur Rollet. Traitement : frictions matin et soir sur la région ulcérée (nez et grand angle) avec le crayon de pyoctanine bleue (pyoctanine de Merck), après nettoyage préalable des croûtes. Collyre au bleu de méthylène, à 0,02 p. 100, deux fois par jour.

10 février. — L'ulcération oculaire s'est un peu approfondie mais semble plus nette; elle a un peu perdu son mauvais aspect, les bords sont toujours indurés, moins rouges. Le crayonnage provoque facilement un petit écoulement sanguin par suintement.

20 février. — L'ulcération nasale commence à se cicatriser. L'ulcération oculaire a meilleur aspect, saigne moins facilement; les douleurs spontanées ont diminué.

15 mars. — La malade sort. L'ulcération nasale est fermée et cicatrisée depuis longtemps, il ne reste plus qu'une petite

cicatrice un peu gaufrée. L'angle interne de l'œil est reformé.
L'ulcération a disparu, laissant à sa place sur la peau une
cicatrice plissée, et dans le cul-de-sac conjonctival une excavation que la conjonctive normale semble avoir recouverte dans
toute son étendue ; la tumeur ne saigne plus, pas de douleur,
mais de simples picotements ; la conjonctive est normale. —
Guérison actuelle.

15 mai. — La malade rentre à l'hôpital (service du docteur
Mouisset) pour rhumatisme articulaire ; elle vient se montrer à
la consultation. Cicatrices nasale et angulaire toujours visibles.
Angle interne excavé mais sain ; pas de larmoiement, pas de
rougeur conjonctivale. La malade demande une nouvelle
application du crayon pour « entretenir » la guérison.

3 juin. — Se montre avant de sortir de l'hôpital. État local
parfait ; la guérison s'est maintenue sans traitement.

Les pyoctanines semblent donc bien avoir une action
élective sur certaines formes d'épithéliome, formes qu'il
est malheureusement impossible de reconnaître à l'heure
actuelle. Comme ces substances chimiquement pures,
c'est-à-dire exemptes de chlorure de zinc et d'acide arsénieux, ne sont pas irritantes, il s'ensuit qu'il n'y a aucun
inconvénient à essayer ce médicament dans tous les cas.

Quant à son mode de guérison, tout ce qu'on pourrait
avancer n'aurait que la valeur d'hypothèses purement
gratuites ; mieux vaut ne pas chercher une explication
impossible en l'état de nos connaissances. On ne peut
pas plus invoquer un pouvoir fixateur qui n'existe pas, dit
Billroth, pour la cellule vivante, que son pouvoir antisep-
tique qui est réel ou encore que son action « sidérante
des nerfs moteurs et sensitifs ».

D. *Le curettage*. — Le raclage à la curette tranchante fut d'abord pratiqué par Hébra, puis par Pick et Auspitz. Assez souvent utilisé depuis, il a été rarement employé seul ; nous le regardons comme un mode dangereux de traitement dont il doit tout au plus constituer la première partie.

Le curettage offre en effet, de nombreux inconvénients et de bien médiocres avantages. Il n'en aurait même, pour nous, qu'un seul : celui de préparer la surface ulcérée à l'action du fer rouge ou des caustiques, lorsque le fond trop bourgeonnant, trop anfractueux permet difficilement une application méthodique et régulière.

Employé seul, le curettage, comme du reste le bistouri, peut disséminer l'agent parasitaire probable de l'épithélioma, mais aussi donner presque fatalement un coup de fouet à la tumeur qu'il irrite fortement, sans la détruire en totalité.

Aussi, faut-il toujours apporter un correctif lorsque son emploi devient nécessaire : mieux vaut ne pas l'utiliser du tout, que de l'employer seul.

Gaucher est très nettement hostile à ce mode de traitement et l'a condamné à maintes reprises.

En outre, le raclage est fort douloureux autant et plus peut-être que le bistouri ; c'est une véritable intervention chirurgicale, les avantages en moins.

Carle, de Lyon, rapporte à ce sujet une observation typique. Il s'agit d'un homme de 47 ans, dont l'épithéliome a débuté il y a dix-huit ans, soit à 29 ans. Ce cas chez un jeune, qui aurait dû être à marche rapide, évoluait cependant avec une bienveillante lenteur, puisque onze ans après le début l'ulcération égalait un franc. Un grattage à la curette amène une guérison éphémère ; quelques mois après, on assistait à une récidive à marche rapide avec une ulcération égalant cinq francs. On pratiqua un nouveau curettage, mais on le fait suivre, cette fois-ci, d'une cautérisation ignée énergique : survient alors une guérison qui semble être définitive.

E. *La cautérisation ignée.*— Nous venons de parler de la cautérisation ignée comme d'un heureux correctif du curettage. C'est que le fer rouge est un des bons, osons-le dire, le meilleur moyen de destruction des épithéliomas cutanés. Il n'y a pas d'hémorragie, la douleur un peu vive au moment de l'application dure peu ; aussi son application est-elle généralement assez volontiers acceptée par le malade.

Mieux que n'importe quel topique, le fer rouge détruit des points précis ; c'est le caustique instantané et réglable par excellence.

Il offre sur le bistouri deux grands avantages : peu ou pas de perte de substance, ce qui évite de recourir aux opérations autoplastiques ; ensuite, si on n'a pas pu tout détruire une première fois, il est très facile de faire de nouvelles applications. Ici, on n'irrite pas la tumeur; c'est une destruction partielle limitée au point d'application qui amène d'autant moins d'exaltation de la marche de la tumeur, que la réaction inflammatoire consécutive est intense mais de courte durée. Un autre avantage est de pouvoir être appliqué même à des lésions très étendues.

La technique est des plus simples, c'est celle que nous avons vu employer par notre maître, M. le professeur Truc. Après décapage et chute des croûtes, on plonge dans le tissu épithéliomateux soit le galvanocautère, soit la pointe-fine du thermo-cautère. Ces pointes de feu, assez profondes pour atteindre la face profonde de l'induration, seront juxtaposées et nombreuses surtout sur les bords, de façon à former une couronne de tissu cicatriciel. C'est, en somme, l'ignipuncture interstitielle et fragmentée, recommandée par Besnier.

Les points qui, à la suite d'une première intervention auraient conservé leurs caractères épithéliomateux, seront détruits dans une seconde, puis dans une troisième et quatrième séances, etc. Ces séances, selon la réaction, seront faites à 5, 10 ou 15 jours d'intervalle.

De quelle façon agit la cautérisation ? Il y aurait, en premier lieu, une destruction purement matérielle de la néoplasie ; en second lieu, réaction locale et appel phagocytaire qui en résulte. On a voulu y voir une troisième action qui nous paraît beaucoup plus douteuse : ce serait un processus de sclérose dû aux cicatrices interstitielles résultant des pointes de feu : tissu fibreux ou scléreux qui opposerait une barrière résistante à l'envahissement de nouveaux bourgeons.

Or, la nature du tissu cicatriciel présente encore nombre d'obscurités et nous avons en vain, dans l'examen histologique de notre observation IX, cherché trace de tissu fibreux. Bien qu'on fût en présence d'une récidive, nous aurions dû trouver quelques reliquats de tissu fibreux : il n'en a rien été et cependant l'examen a été fait en coupes sériées.

Quoi qu'il en soit, les observations ci-dessous montrent l'utilité de ce mode de traitement.

Observation VII

(Inédite. — Service de M. le professeur H. Truc)

Jullien C..., 35 ans, mécanicien.

Antécédents héréditaires. — Nuls.

Antécédents personnels. — Ne se souvient pas d'avoir eu de maladies antérieures. Vers l'âge de 20 ans, chute de bicyclette : décollement du cuir chevelu de la région pariétale droite sur une étendue de 5 à 6 centimètres ; guérison sans complications.

A 22 ans, névralgie faciale, partant de l'angle du maxillaire inférieur droit, embrassant toute la région temporale du même côté et venant même s'irradier dans la région frontale. Origine probablement dentaire, le malade ayant remarqué que son début avait coïncidé avec l'avulsion de deux dents cariées à droite et en bas. Ces douleurs apparaissent et disparaissent d'une façon très irrégulière, mais semblent cependant exacerbées par le temps humide et froid. Durée 5 à 6 ans: pas de traitement pendant tout ce laps de temps. Disparition rapide sous l'influence d'un traitement que le malade ne peut préciser.

Pas de syphilis ni aucun symptôme de spécificité.

Antécédents oculaires. — En août 1900, l'œil droit devient larmoyant et, en novembre de la même année, apparaît vers la région de l'angle interne O. D. à 2 ou 3 mm. au-dessus de la commissure palpébrale, un petit bouton qui reste stationnaire quelque temps et se présentait en janvier 1901 avec une couleur rouge violacée. A cette époque et bien que le malade ne ressentît aucune douleur, il vint se présenter dans le service

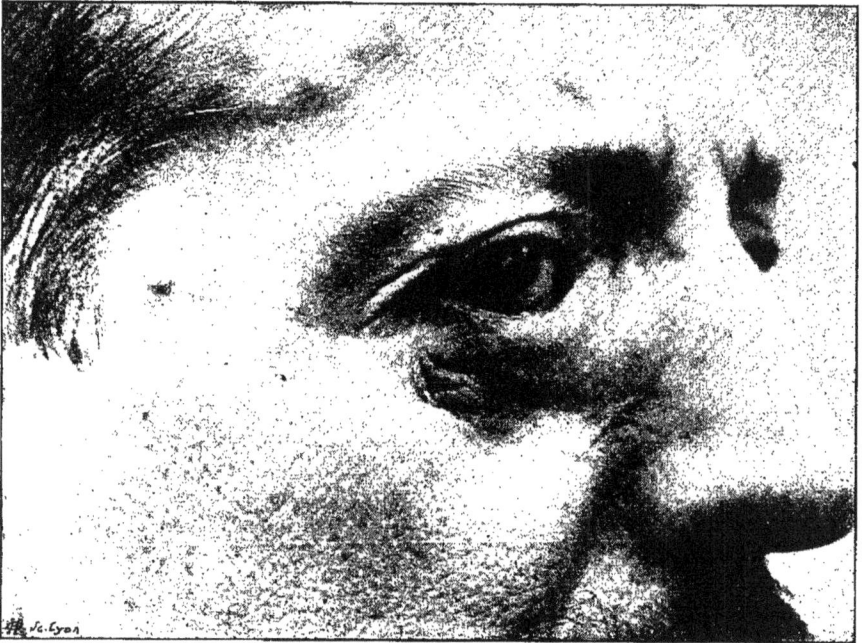

Les traits foncés sont les lignes cicatricielles qui délimitent les lambeaux. La grandeur du lambeau triangulaire qui a servi à reconstituer la paupière inférieure montre de quelle importance était la perte de substance. Il est très regrettable qu'on n'ait pas songé à photographier le sujet avant toute intervention.

PLANCHE II

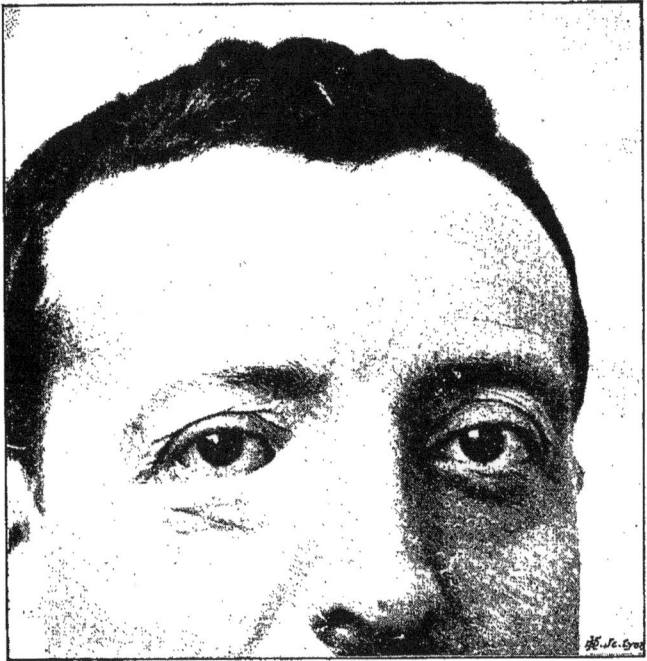

de M. le professeur Truc, parce que O. D. était très larmoyant.

Etat actuel. — En plus du larmoiement le malade ne présente que le petit bouton rouge d'aspect dacryocystique. Le
malade subit un cathétérisme des voies lacrymales avec ouver-
ture et curettage du sac. La plaie est cicatrisée vers fin
février.

L'œil étant de nouveau larmoyant, on engage le malade à
mettre chez lui chaque jour quelques gouttes de protargol.
Après quelques jours de ce traitement, six au dire du malade,
apparaît au niveau de l'ancienne cicatrice une ulcération qui
suppure légèrement. La cicatrice se trouve bientôt envahie en
totalité.

Cette plaie, qui gagne en dimensions et prend un caractère
serpigineux, respecte la muqueuse, mais ne présente à aucun
moment de point cicatrisé.

L'ulcération détruit ainsi la plus grande partie de la paupière inférieure, s'arrêtant en dehors à environ 1 centimètre
de l'angle externe, tandis qu'en dedans elle détruit toute ta
portion cutanée de l'angle interne, mordant sur la paupière
supérieure et enlevant à ce niveau toute la face latérale du nez
qui est en un point dénudé jusqu'à l'os.

Ainsi constitué, l'ulcère présente à considérer des bords
durs, surélevés avec bourrelet caractéristique et base indurée.
Pas d'inflammation aréolaire : la plaie ne saigne pas facilement et n'aurait jamais présenté d'hémorragie.

A ce moment-là, c'est-à-dire vers le milieu du mois de
mai, on fait des applications quotidiennes de bleu de méthyle
pendant environ un mois et demi. Sous l'influence de ce topique, l'état reste stationnaire, la cicatrisation n'apparaît pas
mais il est très manifeste que le processus ulcératif est arrêté.

A fin juin, dans le but d'activer la cicatrisation, la plaie est
fortement cautérisée au galvano-cautère dans toute son éten-

due. Cette cautérisation est suivie pendant 24 heures d'un abondant suintement louche. Peu après, l'ulcère prend l'aspect d'une plaie de bonne nature et la cicatrisation apparaît dans le cours du mois de juillet.

Malgré cette amélioration l'œil pleure toujours et on note une conjonctivite assez intense. En août à quinze jours d'intervalle, on fait au lieu d'élection deux injections hypodermiques de calomel.

A la suite de la première injection, l'inflammation cède vite et presque complètement ; il semble aussi que la cicatrisation s'en trouve activée.

En octobre, tout était terminé, mais il restait une large perte de substance découvrant toute la partie inférieure et interne du globe. Pour éviter des complications oculaires, M. le professeur Truc procède, en mars 1902, à une opération autoplastique à lambeau externe qui reconstitue la paupière inférieure et la commissure interne d'une manière très satisfaisante.

On a pu songer ici à une dacryocystite fongueuse, puis à une gomme ; il s'agit bien d'un épithélioma et l'amélioration a été obtenue avant les deux injections de calomel.

OBSERVATION VIII

(Inédite. — Service de M. le professeur Truc.)

E... (Antoine), 33 ans, employé de chemin de fer.

Entre dans le service le 16 décembre 1902 pour une tumeur ulcérée de l'angle interne de l'œil droit.

Antécédents personnels. — Blennorrhagie étant au régiment, pas de traces de syphilis, boutons d'acné rosacée au dos.

Antécédents oculaires. — Bonne vue antérieure, pas de

PLANCHE III

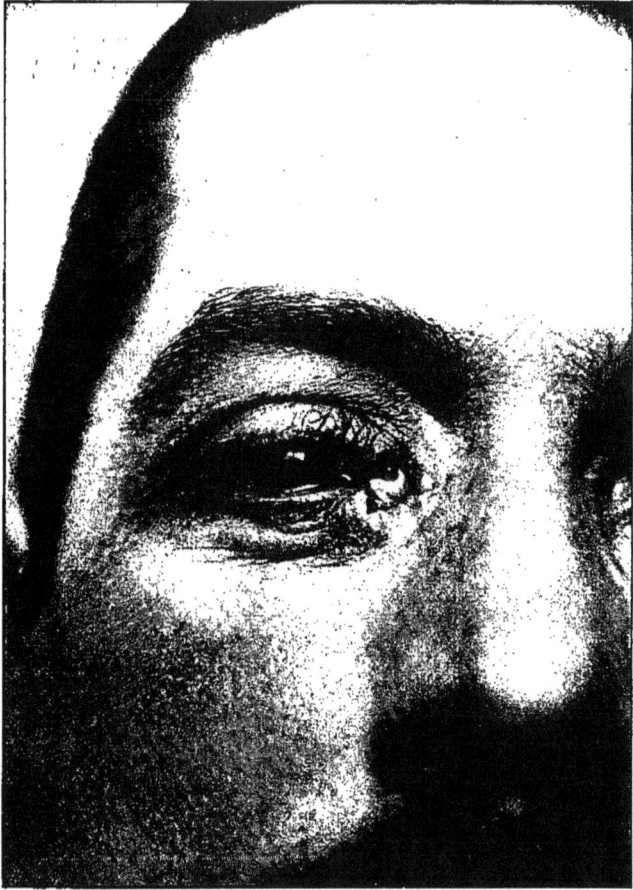

La cicatrice étant parfaite et le résultat fort remarquable, nous regrettons de n'avoir pu nous procurer une photographie de son état actuel.

Le malade revu il y a trois mois à peine, par M. le professeur Truc, ne présentait pas trace de récidive : la guérison paraît définitive.

lunettes ; n'a jamais été malade des yeux, sauf un peu de larmoiement de O. D.

Début. — Il y a un mois environ, le sujet aurait reçu dans l'angle interne de l'œil une petite escarbille. Larmoiement et douleur disparurent au bout de deux ou trois jours. Puis survient dans l'angle interne un petit bouton rouge inflammatoire. Il y a huit jours environ, l'ulcération apparaît, creusant en profondeur, et la surface se recouvre de pus sanieux.

État actuel. — O. G. normal.

O. D. Dans la région de l'angle interne de l'œil, empiétant sur la commissure et sur la portion interne des deux paupières supérieure et inférieure, existe une ulcération de forme arrondie. Ses dimensions égalent celles d'une pièce de 20 centimes, la surface, sanieuse, est rougeâtre, les bords, taillés à pic, non décollés, ont leurs parties voisines rougeâtres, légèrement indurées.

La caroncule lacrymale et les voies lacrymales sont indemnes. La pression au niveau de la tumeur ne fait sourdre aucune mucosité, mais une sanie peu abondante s'accumule au fond de l'entonnoir creusé par l'ulcération.

Les parties avoisinantes sont peu modifiées : œdème de la paupière supérieure, rougeur et induration de l'angle interne de l'œil.

On peut penser aux lésions suivantes :

Inflammation du sac lacrymal avec péricystite : il n'y a pas de sécrétion muco-purulente et il y a intégrité des voies lacrymales.

Epithélioma de l'angle interne : mais l'évolution en trois semaines est bien rapide et le sujet bien jeune.

Chancre de la commissure : cela répond bien à l'évolution rapide aux bords indurés, aux lésions symétriques. Mais où trouver la contagion ?

Un lupus : il est rare en cette région, les caractères de

l'ulcération sont différents, il s'étend en surface et a les bords décollés.

Une gomme : mais on ne trouve pas trace de syphilis antérieure, le siège est en d'autres points de la paupière.

En somme, l'hypothèse acceptable est celle d'une gomme, bien que l'origine de la contagion reste inexpliquée et surtout qu'il n'y ait pas de ganglions, ou bien d'un épithélioma.

On constate finalement qu'il s'agit d'un épithélioma à marche très rapide.

6 janvier 1903. — Cautérisation au fer rouge de la surface ulcérée, applications quotidiennes de bleu de méthylène.

14 janvier. — Le malade sort et doit revenir dans une dizaine de jours. L'ulcère, qui n'intéresse que la peau et qui a toujours respecté la muqueuse conjonctivale, est irrégulièrement arrondi. Il a les dimensions de la moitié d'une pièce de 50 centimes, les bords sont légèrement surélevés, l'induration tend à disparaître, le fond est tapissé de bourgeons de bonne nature tendant vers la cicatrisation.

17 février. — Après une amélioration progressive pendant près d'un mois, le malade rentre avec une aggravation qu'il attribue à un coup de froid.

L'ulcère a gagné en profondeur et en étendue, a doublé ou à peu près de dimension et entoure l'angle interne de l'œil.

22 février. — Cautérisation au galvano-cautère : la plaie semble entrer en bonne voie.

Dans la suite, la cicatrisation s'accentue et la guérison est bientôt complète.

L'examen histologique a été fait et a confirmé la nature épithéliale de la tumeur.

OBSERVATION IX

(Inédite. — Service de M. le professeur Truc).

Epithélioma récidivé de l'angle interne OG.

Adèle L..., 67 ans, Pignan (Hérault).

Entre pour une ulcération siégeant au niveau de l'angle interne O G, le 18 janvier 1904.

Antécédents héréditaires. — Nuls.

Antécédents personnels. — La malade a eu cinq grossesses qui se sont terminées par deux avortements et trois enfants vivants mais morts en bas âge.

Antécédents oculaires. — La malade a eu mal aux yeux vers l'âge de cinq ans. Depuis elle se plaint parfois de faiblesse de la vue. Il y a trois ans, rougeur et œdème de la région lacrymale, O D ayant disparu complètement. La malade a constaté, il y a trois ans, un petit bouton au niveau de la commissure interne des paupières, bouton de la grosseur d'une lentille, assez dur. Depuis, une ulcération indolore y a fait place s'accompagnant de rougeur et de larmoiement oculaires.

Depuis six mois environ, la malade a ressenti des douleurs et des cuissons au niveau de l'angle interne; ces douleurs, qui ont augmenté sensiblement depuis dix-huit jours, siègent maintenant en partie au niveau de l'ulcération, en partie au niveau de l'œil.

Etat actuel. — O D normal.

$$V O D = 0,4$$
$$V O G = 0,5$$

fistule lacrymale.

O G. Ulcération siégeant au niveau de la commissure palpé-

brale interne ayant détruit le bord libre des paupières supérieure et inférieure sur une courte distance.

Ulcération un peu croûtelleuse, peu saignante, à bords plats,
à fond grisâtre induré, un peu bourgeonnante à sa partie supérieure, bourgeons qui envahissent la conjonctive palpébrale.
Rougeur de la conjonctive palpébrale et oculaire à la partie
interne.

La cornée présente une ulcération légère à la partie inféro-
externe.

Traitement. — Pansement lacrymal, cautérisation au galvano-cautère, badigeonnage au bleu de méthylène.

3 février. — Excision d'une petite partie du rebord palpé-
bro-conjonctival.

Le 6. — A dater de ce jour, va trois fois par semaine à la
radiothérapie.

Le 24. — Excision d'un petit bourgeon exubérant à la partie la plus externe de l'ulcération sur la portion palpébrale :
ulcération très améliorée.

2 mars. — Nouvelle cautérisation.

Le 19. — Exeat. Il y a eu en tout 15 séances de radiothérapie. L'ulcération siégeant à la paupière supérieure est cicatrisée et remplacée par un tissu dur et fibreux.

22 mai. — La malade rentre pour une tuméfaction au niveau
de l'angle interne O D. La fistule qu'elle portait s'est fermée
il y a un mois et il s'est formé à ce niveau une tuméfaction
qui se vidait au début par les points lacrymaux et a persisté
ensuite sans pouvoir se vider.

O D. — Tuméfaction de la grosseur d'un pois blanchâtre,
tendue, entourée d'une zone rougeâtre, il y a du larmoiement.

O G. — Au niveau de l'angle interne, induration en plaque
siégeant surtout sur le rebord de la paupière supérieure avec

quelques croûtes brunâtres ne saignant pas lorsqu'on les enlève.

26 mai. — Incision de la dacryocystite O D et évacuation du pus. Cautérisation avec l'azotate d'argent et lavage au protargol. Massage.

Le 30. — Anesthésie chloroformique. Ablation de la tumeur O G. Suture de l'angle interne.

13 juin. — Guérison par première intention. Exeat.

Examen histologique de la tumeur (1). — Sitôt après l'opération, la pièce a été fixée au liquide de Müller, fréquemment changé surtout pendant les premiers jours. Au bout de quinze jours, la pièce, bien lavée à l'eau, a été déshydratée par les alcools successifs et incluse à la paraffine.

Mise en coupe, elle a été colorée à l'hématéine et à l'éosine ou bien à la safranine et au picro-indigo carmin,

La pièce observée comprend toute l'épaisseur de la paupière, depuis la surface cutanée jusqu'à la conjonctive palpébrale, réduite à un mince lambeau de peu d'étendue, à cause de la manière dont a été faite l'ablation.

Il renferme le tissu normal de la paupière en dedans des glandes de Meibomius, c'est-à-dire une lame fibreuse qui forme la charpente de la paupière, puis du muscle strié appartenant à l'orbiculaire et une partie de l'épithélium cutané, très fin, qui recouvre la région.

Tout le tissu fibreux ou musculaire qui occupe une grande partie des coupes est parfaitement sain et normal, sans infiltration leucocytaire exagérée, sauf au niveau de l'épithélium de la conjonctive palpébrale. En ce point, on aperçoit une assez grande quantité de leucocytes qui envahissent en partie l'épi-

---

(1) Dû à l'obligeance de M. le professeur Vialleton auquel nous sommes heureux d'adresser nos bien vifs remerciements.

thélium et dont quelques-uns tombent dans le cul-de-sac conjonctival. L'épithélium conjonctival est sur quelques points de la pièce fortement épaissi. L'épithélium cutané est très mince et présente des couches cornées très peu épaisses et fortement desquamantes : il porte quelques poils follets.

La tumeur occupe la plus grande partie des coupes, où elle a la forme d'un petit nodule lenticulaire, dont le fond arrive jusqu'au niveau des fibres superficielles de l'orbiculaire, qui ont été enlevées au cours de l'opération. Elle est constituée, sur la coupe, par une infinité de cordons épithéliaux, ramifiés dans tous les sens, et présentant çà et là des nodosités arrondies, soit sur le trajet des cordons, soit à leurs points d'anastomose, soit enfin latéralement aux cordons, simulant de petits lobules qui y seraient appendus. — Entre ces cordons se trouve du tissu conjonctif jeune, c'est-à-dire avec une trame fibreuse peu développée et qui renferme des vaisseaux sanguins. — Les cordons épithéliaux et leurs renflements sont formés de cellules épithéliales nettement reconnaissables, polyédriques, avec un grand axe placé généralement suivant celui des cordons et un noyau fortement coloré, ovoïde, dont le grand diamètre est aussi orienté parallèlement à l'axe des cordons.

Au niveau des renflements ou nodules l'arrangement des cellules change un peu et se groupe en général autour du centre du nodule. Quelquefois, il y a deux ou trois rangées de cellules, concentriques autour de ce centre, mais jamais dans les nombreuses coupes examinées (environ 300), des globes cornés vrais n'ont pu être aperçus. Par conséquent, cette tumeur rentre tout à fait dans le type des épithéliomas tubulés. En quelques points de la surface, il est facile de voir des relations entre les cordons du néoplasme et l'épithélium cutané. On peut saisir tous les passages, entre les couches profondes, de l'épithélium cutané et les cordons les plus superficiels de la tumeur.

Est-ce bien là l'origine première du néoplasme ? On ne peut l'affirmer, car il s'agit d'une récidive et si la tumeur actuelle a des connexions évidentes avec l'épithélium cutané, il est parfaitement possible que celle qui l'a précédée, en ait eu avec d'autres points : glandes sudoripares ou sébacées.

Sur la plus grande partie de son étendue, la tumeur était recouverte par un épiderme lisse et brillant qu'on retrouve sur les coupes : il s'agit d'un épithélium cutané qui se continue du reste avec l'épithélium ambiant.

Sur la partie saine, l'épithélium cutané a la structure habituelle ; toutefois, il est très mince et les couches superficielles offrent quelques particularités intéressantes. Sa couche granuleuse n'est pas parfaitement continue ni bien nette, les grains d'éléidine sont peu abondants et se colorent mal. Les cellules superficielles forment des couches cornées peu épaisses et fortement desquamantes. Au niveau du passage entre la peau saine et celle qui recouvre la tumeur, l'épithélium cutané offre quelques détails de structure intéressants.

Sa partie muqueuse représentant le corps muqueux de Malpighi, s'épaissit énormément et contribue ainsi à former une sorte de bourrelet qui était appréciable chez la malade. Au niveau de ce bourrelet les cellules du corps muqueux de Malpighi deviennent énormes et forment une masse épaisse qui soulève au devant d'elle les couches superficielles de l'épiderme. Beaucoup de ces cellules se sont allongées et ont pris un aspect fusiforme. A leur surface courent de longs filaments unitifs parallèles à leur grand axe et qui s'étendent sur toutes les cellules, les reliant entre elles d'une manière solide. Toute cette masse épithéliale offre un aspect singulier, qui rappelle celui des grandes cellules épithéliales, à longs filaments unitifs, que l'on trouve dans le modèle épidermique du sabot du fœtus de veau. Cette couche doit posséder une certaine dureté qu'elle transmet au bourrelet où on la rencontre.

En d'autres points de ce même bourrelet les cellules du corps muqueux de Malpighi, également très nombreuses, ont subi une dissociation complète qui les met en liberté, et elles ne sont conservées dans les coupes que sur les points où un revêtement formé par les couches superficielles cornées les maintient en place,

Les filaments unitifs manquent sur les cellules dissociées et on voit seulement quelques grains fortement colorés en rouge par l'éosine. On voit par là qu'au niveau du passage entre l'épithélium sain et celui qui recouvre la tumeur, l'évolution épithéliale est profondément modifiée et offre des aspects très différents de ceux qu'on rencontre d'habitude dans les mêmes points.

En résumé, la masse lenticulaire formée par la tumeur dont les principaux caractères viennent d'être analysés, montre d'une façon indiscutable qu'il s'agit bien d'un épithélioma tubulé.

OBSERVATION X

(Inédite. — Due à l'obligeance du docteur L. Perrin, de Marseille.)

Epithélioma acnéique, séborrhéique.

F..., 65 ans, se présente à la clinique du docteur Perrin avec une lésion croûteuse siégeant à l'angle interne de l'œil. Le début remonte à plusieurs années : 7 à 8 ans. Sur un point présentant des varicosités superficielles, il se forma « un petit bouton » formant une saillie arrondie.

A la suite d'irritations locales, une excoriation centrale se produisit et, à partir de ce moment, des concrétions noirâtres se formèrent. Ces croûtes sont adhérentes ; quand on les arrache, elles laissent à découvert une petite surface spongieuse, saignant facilement. Pas de ganglions.

La lésion étant bien limitée et n'ayant pas envahi la commissure palpébrale fut raclée avec la curette tranchante et cautérisée ensuite avec le galvano-cautére.

Pansement avec des rondelles d'emplâtre rouge de Vidal.

Cicatrisation, mais la malade n'ayant pas été revue, on ne peut dire s'il n'y a pas eu de récidive.

Observation XI

(Inédite. — Service du professeur H. Truc.)

Maurice R..., 34 ans, mineur à la Grand'Combe, entre le 4 janvier 1904 ; sort le 17 avril 1904.

Entre pour une ulcération au niveau de l'angle interne O. G. empiétant sur la paupière inférieure.

Antécédents héréditaires. — Nuls.

Antécédents personnels. — Blennorrhagie à l'âge de 17 ans, fréquentes névralgies dentaires et, en même temps que sa blennorrhagie, petit bouton rougeâtre assez dur au niveau du gland.

Antécédents oculaires. — Il y a 17 ans, coïncidant au dire du malade avec sa blennorrhagie, s'est montré à la paupière inférieure gauche un petit bouton rouge de la grosseur d'un pois ayant laissé après une vingtaine de jours une ulcération.

Cette ulcération a augmenté progressivement depuis, mais d'une façon très lente, sans douleur et donnant lieu à un écoulement blanchâtre peu abondant. Il y a eu une cautérisation au nitrate d'argent, il y a trois ans. Depuis quinze jours, l'ulcération s'est étendue du double, gagnant surtout vers l'angle interne de l'œil et empiétant sur la face dorsale du nez.

Etat actuel. — Ulcération occupant la moitié interne de la paupière inférieure gauche, arrivant en haut jusqu'au bord ciliaire, en bas jusqu'à 3 ou 4 centimètres au-dessous du bord palpébral en dedans, empiétant de 2 mm. environ sur le dos du nez, et ne dépassant pas la ligne horizontale qui prolongerait la fente palpébrale.

L'ulcération est assez profonde puisqu'elle a en partie détruit la paupière inférieure ; son fond est croûtelleux, grisâtre, peu saignant, à bords peu profonds décollés à la partie supérieure de la perte de substance. La profondeur est plus considérable au niveau de la région du sac lacrymal.

Conjonctive bulbaire rouge et un peu vascularisée à la partie interne.

Larmoiement de O. G.

Aspect normal de la cornée et de l'iris.

Un peu de larmoiement de O. D.

Traitement. — Pansement lacrymal.

Attouchements quotidiens au bleu de méthylène en crayon.

9 janvier 1904. — La surface ulcéreuse, après avoir été décapée est touchée au galvanocautère dans les points qui ne sont pas en voie de rénovation épidermique.

8 février 1904. — Le malade est envoyé trois fois par semaine à l'hôpital Suburbain pour y subir des séances de radiothérapie. On continue cependant le traitement au bleu de méthylène qui avait déjà bien amélioré la lésion : la partie externe est à peu près cicatrisée, sauf quelques points à la partie supérieure surtout au niveau du sac lacrymal.

19 février. — Résection du rebord palpébral de la paupière inférieure sur une étendue de 1 centimètre 1/2 environ.

23 février. — Cautérisation au galvanocautère de quelques

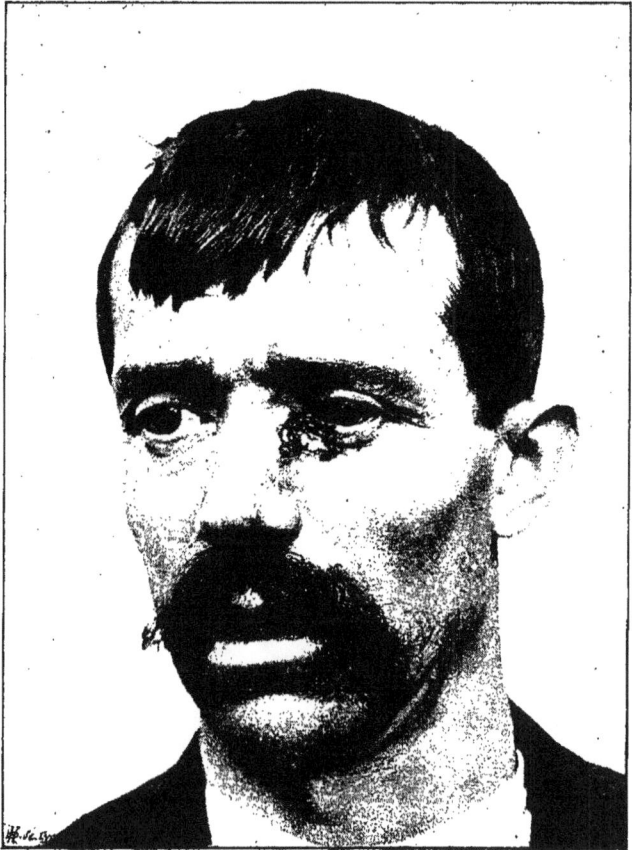

Avant

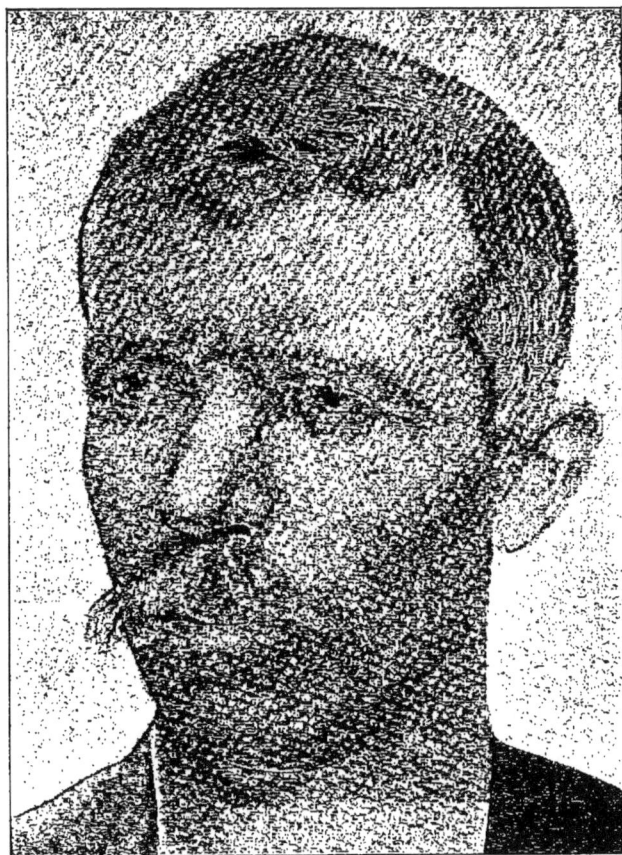

Etat a la sortie de l'Hôpital

points encore ulcérés à la partie supéro-interne et notamment du sac lacrymal et du nez.

5 mars. — Cautérisation au galvanocautère.

15 mars. — Nouvelle cautérisation.

Au cours de ce traitement et sans motif appréciable le malade, à deux reprises différentes, a présenté de la diarrhée avec coliques. La première poussée cède rapidement à une potion au laudanum, tandis que la seconde s'est accompagnée de selles sanguinolentes avec muco-membranes et a disparu par l'administration de 0, 80 centigrammes de calomel.

Antérieurement à son entrée à l'hôpital, le malade avait présenté des crises analogues.

17 avril.— Le malade sort avec son ulcération bien diminuée de surface : elle est moins profonde et moins bourgeonnante ; elle est presque entièrement comblée par du tissu cicatriciel. Un ou deux points persistent à la partie supéro-interne ; le malade doit continuer chez lui le traitement au bleu de méthylène. Il a été fait 21 séances de radiothérapie.

Le malade a été revu le 5 juillet ; la plaie est entièrement cicatrisée, sauf en un petit point situé à la partie supérointerne et qui a tout au plus les dimensions d'une petite lentille.

La cicatrisation un peu pâle, est lisse et souple.

Toutefois, à la partie externe de l'ancienne plaie, sur l'ancien bord, on trouve encore quelques nodules durs non ulcérés, surtout au niveau du bord libre de la paupière inférieure.

De l'ensemble des faits que nous venons d'examiner, semble se dégager l'impression suivante : Le traitement dermatologique est susceptible de donner, dans les épithéliomes de l'angle interne, des succès aussi nombreux et au moins aussi durables que l'ablation chirurgicale. Rien n'est donc moins justifiée que la sentence prononcée par Mollière, contre laquelle nous protestons de toutes nos forces : « Le traitement par les caustiques, » dit-il, n'a pu être dicté aux chirurgiens que par la peur » de l'instrument tranchant et je le considère comme vé- » ritablement criminel. » Que les indications du traite- ment dermatologique ne soient pas établies cliniquement, d'une façon définitive ; qu'il puisse et doive être modifié au fur et à mesure que son emploi aura fait connaître la meilleure technique, nous l'accordons volontiers : il est perfectible comme toute chose humaine. Mais il est vrai- ment exagéré d'appeler criminel un traitement qui donne la guérison là où le bistouri avait échoué une et deux fois ; là où le bistouri ne peut être employé parce qu'il causerait des dégâts irréparables ; un traitement qui donne la guérison aussi souvent que le bistouri avec une supériorité incontestée au point de vue esthétique et fonc- tionnel.

Il nous reste à indiquer la technique que nous estimons la meilleure : nous donnons sans contester la préférence à l'ignipuncture, sans oublier qu'il ne faut pas être exclu- sif mais au contraire très éclectique, par l'emploi de la méthode dite mixte.

Notre expérience personnelle est trop restreinte pour nous permettre d'en préciser les indications. Des quel- ques faits observés et d'une façon tout à fait générale cette méthode mixte se réduirait pour nous aux quelques points suivants : ignipuncture interstitielle et fragmentée, répétée autant de fois que cela sera nécessaire, à des in- tervalles de cinq, dix et quinze jours, suivant l'intensité de la réaction locale. Crayonnages biquotidiens avec le violet de méthyle chimiquement pur, qui paraît plus éner- gique que le bleu.

Dans les formes végétantes et profondes, on peut avoir recours à la modification suivante : une cautérisation énergique au fer rouge, suivie de l'application régulière de la méthode Cerny et Trunecek.

Dans les deux cas, il convient de ne pas négliger l'emploi à l'intérieur de la magnésie anglaise, selon le conseil de Fonssagrives, et les injections de calomel au moment que nous avons précisé.

CHAPITRE III

LA RADIOTHÉRAPIE

La thérapeutique par les rayons X est à peine à son aurore, que déjà les résultats obtenus ne permettent plus le doute sur sa valeur.

L'action favorable sur les épithéliomas cutanés reste indiscutable devant les faits publiés avec photographies avant et après le traitement. L'épithéliome des paupières et surtout de l'angle interne serait le triomphe de la méthode, d'après Leredde, Stelwagen, Allen Pusey (de Chicago), Brocq, Lenglet, Bisserié, Belot, etc.

Comment se fait-il donc que dans les deux observations rapportées plus haut, le résultat n'ait pas été aussi favorable, presque nul pour être sincère? La réponse est aisée, car cet insuccès peut tenir soit à la nature de la lésion, soit plutôt à l'instrumentation, fort différente d'un expérimentateur à un autre.

Rien ne prouve, en effet, d'une façon certaine, qu'un tube actionné par bobine ait un rendement en rayons X identique à celui d'un même tube réuni à machine statique. D'autre part, les uns disposent le tube à quelques centimètres de la peau, tandis que d'autres le placent à distance beaucoup plus grande. Sans doute la loi du carré inverse de la distance est, d'une façon générale, applicable théoriquement aux rayons Röntgen ; mais si une catégorie spéciale de ceux-ci agit seule sur la tumeur superficielle, une augmentation de distance peut faire qu'au niveau de la peau, l'intensité soit inférieure au minimum avec lequel l'action commence à se manifester. D'autre part, quand on actionne plus énergiquement un tube, il n'est pas démontré que l'intensité des rayons plus ou moins pénétrants augmente dans la même proportion.

En somme, on manque de données bien précises sur la technique, ainsi que de procédés de mesure, permettant à tout observateur de réaliser sûrement et exactement les conditions dans lesquelles un autre observateur a opéré.

La technique doit donc être modifiée suivant les meilleurs résultats obtenus, en s'en tenant exclusivement, pour les apprécier, aux faits publiés avec preuves objectives à l'appui, c'est-à-dire avec photographies.

Il semble bien, cependant, que quelques données utiles ont été récemment acquises par l'emploi de quelques instruments de mesure. Il nous paraît nécessaire d'en indiquer les principes, afin de nous faciliter l'exposé succinct des principales techniques.

1° Ampoule à osmo-régulateur de Villard.

L'ampoule donne des rayons d'autant plus pénétrants que son atmosphère est plus raréfiée, jusqu'au moment où le vide est tel qu'elle ne se laisse plus traverser par le courant.

L'osmo-régulateur s'efforce de régler ce vide en se basant sur la propriété qu'a le platine, chauffé au rouge, de se laisser traverser par l'hydrogène. On ferait pénétrer ce gaz en chauffant le platine à une flamme libre, tandis qu'on soustrairait de ce même gaz, en chauffant le platine protégé par un manchon dans l'intérieur duquel l'air circule.

On conçoit qu'on puisse de la sorte, en réglant le vide, faire rendre à l'ampoule des rayons de qualité sensiblement constante.

Ajoutons que les résultats sont assez éloignés en pratique, de ceux promis par la théorie.

2° Le spintermètre à boule, de Béclère.

Ce mesureur d'étincelles est basé sur le principe suivant : lorsque sur le circuit on monte en dérivation des conducteurs métalliques terminés par des boules, le courant passe dans le court circuit ainsi créé, dès que la résistance qu'il oppose est sensiblement inférieure à celle qu'il rencontre pour traverser l'ampoule.

Il est donc facile, en éloignant progressivement les boules, de connaître la longueur de l'étincelle équivalente à la résistance offerte par l'ampoule.

On comprend l'utilité qu'il y a à être fixé sur ce point, si on se souvient que plus la résistance au courant augmente, plus les rayons émis sont pénétrants.

3° Le radiochromomètre de Benoist est l'utilisation de la différence de transparence qui existe pour les rayons X entre l'argent et l'aluminium.

La transparence de ce dernier métal n'est pas en progression simple avec l'intensité de pénétration. Ainsi par exemple, pour des rayons donnés, si l'aluminium est deux, trois, quatre fois plus transparent que l'argent, pour des rayons deux, trois, quatre fois plus pénétrants, l'aluminium se trouvera être cinq, dix, vingt fois plus transparent que l'argent. Le radiochromomètre se compose essentiellement d'un disque d'argent entouré de douze secteurs d'aluminium d'épaisseur de plus en plus grande et qui constituent les douze degrés de l'appareil.

Holzknecht a obtenu un corps de composition tenue secrète qui aurait la propriété de changer de couleur après avoir absorbé une certaine quantité, toujours la même, de rayons X. C'est ce qui constitue l'unité arbitraire de mesure appelée I Holzknecht ou plus simplement 1 H.

Même à l'aide des appareils que nous venons d'énumérer, on voit combien il est difficile d'apprécier la qualité et la quantité d'agent actif mis en œuvre. Nous avons indiqué au début les conséquences que cela comportait au point de vue thérapeutique, il y a d'autres considérations qui entrent en ligne de compte.

Toutes les formes d'épithélioma ne sont pas influencées de la même manière ; cette étude clinique est tout entière à faire ; elle précisera les indications formelles et relatives de l'intervention. Le terrain n'est pas un facteur à négliger, toutes les peaux ne réagissent pas de la même façon et il y a des susceptibilités individuelles qui imposent de toujours tâter le terrain au début d'un traitement.

L'expérience réglera aussi avec plus de précision la durée et la fréquence des expositions.

Aucune technique n'est définitivement admise à l'heure actuelle. Celle qui a été suivie pour nos deux malades dans le service de M. le Professeur Imbert est la suivante :

Bobine avec interrupteur contre-moulins, du système Gaiffe, donnant une vingtaine d'interruptions à la seconde ; étincelle équivalente de 15 à 18 centimètres ; distance du tube à la peau 20 à 25 centimètres.

Avec cette technique on n'a constaté ni radio-dermite, ni même pigmentation de la peau, à peine parfois un peu d'érythème. C'est dire que les rayons produits ont surtout été des rayons pénétrants que nous concevrions volontiers comme peu absorbables par la peau, devenue insensible à leur action, ce qui explique très bien les insuccès dans nos deux cas.

Nous empruntons à Oudin la technique générale qu'il a préconisée pour tout traitement radiothérapique d'épithélioma cutané.

1° Ampoule donnant des rayons mous, à étincelle équivalente de 5 centimètres environ.

2° Protection des régions voisines par un masque en plomb relié à la terre.

3° Anticathode à 10 centimètres de la peau, soit l'ampoule à 4 ou 6 centimètres de la peau.

4° Courant de 4 ampères et 4 volts.

20 interruptions à la seconde.

5° La première séance sera de une minute avec augmentation de 30 secondes par jour.

6° Interrompre dès qu'on constate de l'érythème ou que le malade accuse des démangeaisons.

7° Reprendre avec trois minutes de pose en moins que la fois précédente.

8° Veiller avec l'osmo-régulateur et le spintermètre à ce que le rendement en rayons X soit constant.

9° Employer de préférence une machine statique.

Brocq, Lenglet, Bisserié et Belot emploient une technique un peu différente. C'est une bobine de 25 centimètres, donnant 1.600 interruptions à la minute. Ampoule molle, l'anticathode étant placé à 15 centimètres de la peau, l'étincelle équivalente au spintermètre de Béclère atteint à peine 15 millimètres. Le courant employé a 16 volts 5 ampères. La pénétration varie entre 4 et 5 du radiochromomètre de Benoist.

On fait à deux ou trois jours d'intervalle, trois séances

de 20 ou 25 minutes, puis on suspend le traitement pendant 12 ou 13 jours pour apprécier la réaction. Enfin on reprend le traitement en multipliant les séances mais en diminuant leur durée.

Freund recommande pour les épithéliomas des séances longues avec des tubes mous placés près de la peau.

Leredde fait des séances couplées de 20 à 25 minutes à 1 jour d'intervalle, en plaçant l'ampoule de Villard à 2 centimètres de la peau. Il suffirait, d'après l'auteur, de deux ou trois séances couplées pour obtenir la guérison dans le plus grand nombre des cas.

Haret et Desfosses, pour les malades traités dans le service du professeur Tuffier, ont employé la technique de Brocq, sauf que le voltage nous paraît très élevé, puisque leur courant est à la tension 110. Ils ont remarqué qu'il fallait une moyenne de 16 à 20 H pour obtenir la guérison de l'épithélioma cutané.

Comment agissent les rayons X ? La question est encore insoluble et on ne peut émettre que des hypothèses. La plupart des observateurs ont signalé qu'il y avait fréquemment une réaction générale d'assez courte durée avec même élévation de température, ce qui pourrait faire admettre une intervention phagocytaire ; c'est du reste l'opinion de Leredde. Mais, dans un cas que nous signalait le professeur Imbert, un carcinome enlevé chirurgicalement après quelques séances de rayons X aurait présenté, au dire de M. le professeur Bosc qui en a fait l'examen, un processus de sclérose nettement caractérisé.

Pour concilier ces deux opinions contradictoires, on peut se demander si cette différence d'action est imputable à la différence des lésions : carcinome et épithélioma, ou bien à la différence des rayons pénétrants et non pénétrants.

Le mieux est d'avouer notre ignorance et d'enregistrer simplement les nombreux avantages de cette méthode. A l'angle interne surtout, le résultat esthétique et fonctionnel est parfait, puisqu'il n'y a ni perte de substance, ni cicatrice apparente. Localement, une difficulté importante est la protection du globe oculaire, de la conjonctive en particulier. Le malade n'éprouve aucune douleur pendant toute la durée du traitement qui passe même pour jouir de propriétés analgésiques, ce qui a bien son importance au point de vue pratique. Enfin, il est applicable à des lésions de n'importe quelle étendue. D'autre part, comme son action s'exerce à la fois sur la totalité du néoplasme, la récidive doit théoriquement être moins à craindre.

Les inconvénients de la radiothérapie sont d'ordre très différent : l'un est financier et retardera certainement l'entrée dans la pratique d'un traitement onéreux qui exige une installation coûteuse, encombrante et qui ne saurait être maniée que par un médecin initié à sa pratique ; l'autre, plus grave, est d'ordre médical. Née d'hier, la radiothérapie hésite, tâtonne et n'a pu encore formuler de règles générales, applicables à tous les cas. Il est bien entendu que chaque cas comportera toujours des indications particulières.

Ne fût-ce qu'à titre de complément, la radiothérapie doit cependant d'ores et déjà faire partie du traitement dermatologique.

La méthode mixte que nous avons décrite laisse souvent subsister quelques nodules épithéliomateux ; il nous paraît fort utile d'adjoindre alors quelques séances de radiothérapie, qui les feront disparaître et consolideront, il faut l'espérer, une guérison sans cela précaire et à récidive trop fréquente.

RÉSUMÉ ET CONCLUSIONS

1° L'angle interne de l'œil est un siège de prédilectiou pour les épithéliomas cutanés ;

2° L'âge auquel ils apparaissent a bien son maximum à partir de soixante ans ; mais, contrairement à l'opinion couramment admise, leur apparition à l'âge de trente ans et moins, est assez fréquente pour ne jamais entrer en ligne de compte dans le diagnostic différentiel.

L'évolution du néoplasme ne paraît pas sensiblement influencée par cette apparition précoce ;

3° L'influence des irritations locales sur la transformation épithéliomateuse des affections précancéreuses et sur l'éclosion de l'épithélioma, ne paraît pas douteuse.

4° L'influence des irritations locales sur la marche et l'évolution de l'épithélioma est telle que nous osons conseiller l'abstention plutôt que l'intervention incomplète tant chirurgicale que dermatologique.

Le raclage à la curette tranchante ne doit jamais être employé seul comme méthode de traitement.

5° Les agents qui, employés seuls, amènent le plus souvent la guérison, sont: l'acide arsénieux, le bleu et de préférence le violet de méthyle, et surtout la cautérisation ignée.

6° Il est cependant préférable de combiner ces différents agents pour constituer, ainsi que nous l'avons exposé, une méthode mixte. Lorsque la plaie a pris l'aspect de plaie de bonne nature et qué l'épithélioma semble être complètement disparu, les agents cicatrisants, tels que chlorate de potasse et résorcine, sont utilisables pour les pansements.

7° Le traitement dermatologique offre sur l'ablation chirurgicale plusieurs avantages : sans parler du point de vue esthétique qui a son importance, l'état fonctionnel lors de la guérison est supérieur à celui que donnerait l'ablation chirurgicale pour un même épithélioma de l'angle interne.

Il n'y a pas de contre-indication, formelle à son emploi, puisqu'il peut s'adresser à une lésion de n'importe quelle étendue.

8° On peut reprocher au traitement dermatologique sa lenteur dans un assez grand nombre de cas, ce qui oblige à préférer l'ablation chirurgicale dans certaines circonstances.

9° La technique du traitement dermatologique exige des soins assidus ; les insuccès sont pour une bonne part imputables à des défauts de technique.

10° Il n'y a aucun inconvénient et il peut être, au contraire, utile d'adjoindre au traitement local, un traitement général représenté par les injections de calomel et l'emploi de la magnésie calcinée.

Les divers sérums ne paraissent mériter, jusqu'à ce jour, qu'une très médiocre confiance.

11° Le traitement de choix à l'heure actuelle nous paraît être la méthode mixte complétée par la radiothérapie.

12° Il est probable, vu les résultats déjà obtenus, que la radiothérapie par les rayons X, mieux connue et définitivement réglée, suffira pour amener, plus souvent que tout autre agent, la guérison des épithéliomas cutanés.

Elle constituera alors un traitement idéal parce qu'elle joindra aux autres avantages du traitement dermatologique actuel, le résultat esthétique parfait sans imposer au malade aucune espèce de souffrance et donnant par le « restitutio ad integrum » les plus grandes chances de guérison sans récidive.

Toutefois le prix élevé de ce genre de traitement et la spécialisation exigée par son maniement, seront deux obstacles à son entrée dans la pratique courante.

INDEX BIBLIOGRAPHIQUE

AUMONT. — Etude sur le chancre syphilitique des paupières. Th. de Paris 1892-1893, n° 397.

BARTHÉLEMY. — Note sur le traitement de l'épithélioma bénin de la peau. Annales de derm. et syph., année 1900, p. 623.

BÉCLÈRE. — Les mesures exactes en radiothérapie. Annales de derm. et syph., année 1902, p. 60-68.

BIDAULT. — Du lupus compliqué d'épithélioma. Th. de Lille 1886.

BOLLAAN. — Traitement de l'épithélioma cutané par les rayons Röntgen. Annales de derm. et syph., année 1902, p. 425.

BRAQUEHAYE et SOURDILLE. — De l'épithélioma calcifié des paupières. Archives d'ophtalmologie 1895, p. 65.

BROCQ. — Traitement des épithéliomas cutanés par les rayons X ; technique instrumentale et opératoire. Annales de derm. et syph. 1903, p. 847-850.

VON BRUNS (de Tubingue). — Terapie der Gegenwart. Presse médicale du 30 janvier 1904.

CARLE. — Trois cas d'ulcus rodens. Considérations cliniques, histologiques et thérapeutiques. Annales de dermat. et syph. 1901, p. 593-604.

CASTUEIL. — Contribution à l'étude de la pathogénie du cancer. Th. de Paris 1894.

CERNY et TRUNECEK. — Guérison de l'épithélioma par l'acide arsénieux. Semaine médicale 1897 et 22 mars 1899, p. 97.

DANGERFIELD. — L'ulcus rodens. Th. Paris 1892.

DARIER. — L'épithélioma. La pratique dermatologique.

DELAY. — Epithélioma palpébral récidivé. Guérison par la pyoctanine, Lyon médical, vol. CI, 1903, p. 352.

DUBREUILH. — Hyperkératose arsenicale. La pratique dermatologique.

ESTRADA. — Epithélioma de la région temporale droite simulant une lésion syphilitique. Annales de dermat. et de syph. 1892, p. 711.

EUTHYBOULE. — Etude sur le traitement du cancroïde par le chlorate de potasse. Th. de Paris 1877.

FAUSSILLON. — Des tumeurs malignes de l'angle interne de l'œil et de leur propagation dans les veines et les cavités de la face. Th. de Paris 1889-1890, n° 183.

FRENKEL. — Epithélioma de la paupière inférieure gauche. Echo médical de Toulouse 1902. 2 S. XVI, p. 70-72, 116-118.

— Toulouse médical 1903. 2 S. V. p. 61-66, 147.

GALARD.— De l'épithélioma aux divers âges. Th. de Paris 1892, p. 359.

GARÈS.— Traitement des tumeurs épithéliales par le caustique arsenical. Th. de Paris 1882.

GAUCHER. — Leçons sur les maladies de la peau, t. I. 62ᵉ et 63ᵉ leçons. Epithélioma cutané.

GUICHOT. — Contribution à l'étude du traitement des épithéliomas cutanés par l'acide acétique cristallisable. Th. de Bordeaux 1902.

GUILLEMET. — Sur certaines formes de tumeurs malignes de l'œil. Th. de Paris 1902, n° 301.

HARTZELL. — Traitement de l'épithélioma de la peau. Thér. gaz., 15 novembre 1894.

HUTIN. — De l'épithélioma tubulé. Th. de Paris 1882, p. 120.

JEANSELME et M. SÉE. — La lèpre. La pratique dermatologique.

LAIGNEL-LAVASTINE. — Radiothérapie dans les cancers. Presse médicale 1904, n 2.

LEPRINCE. — Traitement de l'épithélioma de la paupière inférieure par la méthode de Cerny et le bleu de méthylène. Montpellier médical, t. X, 1900, 2 S., p. 527-531.

LEREDDE. — Traitement du cancer de la peau par les rayons X. Gaz. des hôp. 1904, n° 38.

MANQUAT. — Traité élémentaire de thérapeutique. T. I, p. 268. Les pyoctanines.

MAQUEREL. — Du diagnostic différentiel des ulcères de la face. Th. de Paris, 1872, n° 184

MARQUET. — De quelques cas d'épithélioma de la face à marche rapide. Th. de Paris 1903.

MOREAU. — Traitement du cancer par l'ignipuncture interstitielle profonde, suivie d'applications de solutions cuivriques ou eaux cuivriques naturelles. Annales de dermat. et syph. 1902, p. 384-386.

MOLLIÈRE. — Sur le pronostic du cancer. Congrès français de chirurgie. Procès-verbal. Paris 1888, t. III, p. 289.

OUDIN. — Considérations sur la radiothérapie. Annales de dermat. et syph. 1902, p. 54-60.

PANAS. — Cancroïde des paupières. Clinique ophtal. de l'Hôtel-Dieu. Journal de médecine et de chirurgie pratique, 1880.

PANAS. — Traité des maladies des yeux 1894, t. II, p. 124.

PICCARDI. — Traitement du cancroïde par la résorcine. Giornale italiano delle malatie veneree e della pelle, 1898.

POITOUT. — Contribution à l'étude du chancre syphilitique des paupières. Th. de Paris, 1895-1896, n° 480.

PUSEY (W.-Allen). — The treatment of epithelioma of the skin with report of cases. Journal derm. et des organes génito-urinaires. Saint-Louis 1900. V. 86-90.

RAYNAUD. — Le clou de Biskra. La pratique dermatologique.

RIGAUD. — Contribution à l'étude de l'épithélioma disséminé. Th. de Paris 1878.

RIMBERT. — Etude clinique et traitement des épithéliomas en nappe de la face. Th. de Montpellier, 1889.

ROBILLARD. — La méthode de Cerny-Trunecek, ses résultats et ses indications. Th. de Paris 1899, n° 451.

ROUGIER. — Contribution à l'étude et au traitement de l'épithélioma bénin de la face. Th. de Bordeaux, 1890.

ROUZÉ. — De l'épithélioma palpébral. Th. de Lille, 1889-1890, no 89.

SCHIFF et FREUND. — Sur l'action thérapeutique des rayons X en dermatologie. Annales de dermat. et syph. 1899, p. 341.

TELTCHAROFF. — Contribution à l'étude de l'épithélioma de la face interne de la joue. Th. de Montpellier, 1901.

TRIBAUDINI. — Considérations sur l'épithélioma de l'angle interne de l'œil. Th. de Montpellier, 1890-1891, n° 40.

TRUC et VALUDE. — Nouveaux éléments d'ophtalmologie, 1896, t. I, p. 557-558-562 ; t. II, p. 101-119.

TUFFIER. — Rayons X et thérapeutique du cancer. Presse médicale 1904, n° 10.

Unna.— Bemerkungen zur Vorkergchenndas notiz uber ulcus rodens Annales de dermat. et syph., 1892, p. 225.

Viguès. — Contribution à l'étude de l'étiologie du cancer. Th. de Paris 1894, n° 314.

Wlaeff et Hitman de Villiers. — Sérothérapie du cancer. Bulletin de l'Académie de médecine, 20 et 27 novembre 1890.

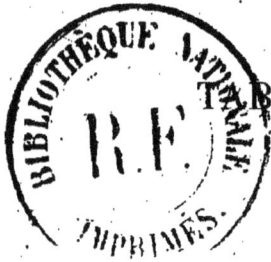

TABLE DES MATIÈRES

www.ingramcontent.com/pod-product-compliance
Lightning Source LLC
Chambersburg PA
CBHW071524200326
41519CB00019B/6053